急重症

| 症状诊断和处理流程手册 |

周泽甫 ◎ 主编

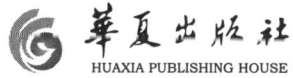

编委会名单

主　　编　周泽甫

副 主 编　高崇茂　吴崇杰　张传旗　罗　云
　　　　　戴　虹　王圣方　熊功友　颜小平

执行编委　陈　玲　龚锦文　吴健卫　胡　炜

编　　委　龚敏勇　胡星兰　钟　瑶

前 言

医学是一门不断发展的科学，特别是近几年，医学理论和实践取得突飞猛进的进展。临床亚专科的发展，使得临床专科医师的专科学术水平得到迅速提高，但许多医师在临床综合知识、全面评价病情、症状处理方面的诊疗水平往往不够。我们医院在近二年的"三级甲等"医院评审过程中，发现临床青年医师在急重症症状的诊断和处理方面存在较多不足。为了提高临床医师处理该方面问题的能力，我们感觉及时编写一册有关急重症症状的诊断和处理流程的实用手册，非常迫切。

本手册内容包括了临床常见的十六大症状，涵盖了临床各系统疾病方面的问题。各章节内容包括：症状的概念、发病原因、临床特征、诊治流程、病情评估、注意事项等。该手册注重症状的诊断和处理流程的编写，采用图解形式组织全书，能够直观全面地展现诊断和处理流程，尽力达到程序化、规范化、标准化。我们在编写过程中，特别注重临床实用性和可操作性。

参加本书编写的作者们都是目前在医疗、科研、教学工作一线的业务骨干，具有扎实的基础知识和丰富的临床经验。在本书的编写过程中，作者们参考了国内外具有代表性的专著和文献，并结合了卫生部制定的相关疾病的临床路径。该手册的出版希望能对临床青年医师和医学生的工作有所帮助。

由于学识方面和理解问题，不足之处在所难免，恳请广大读者提出宝贵的意见和建议，以增长我们的学识，改进我们的工作。

江西省九江市第一人民医院
周泽甫
2017 年 4 月

目 录

第一章 昏 迷 ………………………………………………………… 1
一、概述 ……………………………………………………………… 1
二、病因 ……………………………………………………………… 1
三、诊治流程 ………………………………………………………… 2
四、脑死亡 …………………………………………………………… 8

第二章 心 悸 ………………………………………………………… 9
一、概述 ……………………………………………………………… 9
二、病因分类 ………………………………………………………… 9
三、临床表现 ………………………………………………………… 10
四、诊治流程 ………………………………………………………… 12

第三章 胸 痛 ………………………………………………………… 17
一、概述 ……………………………………………………………… 17
二、病因 ……………………………………………………………… 17
三、特征 ……………………………………………………………… 18
四、诊断筛查 ………………………………………………………… 18
五、明确诊断心肌梗死的诊疗流程 ………………………………… 21
六、怀疑 ACS 患者的诊疗流程 …………………………………… 22
七、对应用心脏无创检查的建议 …………………………………… 23

第四章 晕 厥 ………………………………………………………… 25
一、概述 ……………………………………………………………… 25
二、分类 ……………………………………………………………… 25
三、诊断评估 ………………………………………………………… 27
四、治疗流程 ………………………………………………………… 34

第五章　咯　血 · 39
一、概述 · 39
二、诊断 · 39
三、治疗 · 42

第六章　呼吸困难 · 46
一、概述 · 46
二、病因 · 46
三、诊治流程 · 47

第七章　高　热 · 50
一、概述 · 50
二、病因及临床表现 · 50
三、诊断流程 · 53
四、发热的处理流程 · 55
五、高热的处理流程 · 56

第八章　急性腹痛 · 57
一、概述 · 57
二、病因分类 · 57
三、常见急腹症的临床特征 · 58
四、诊治流程和定位诊断 · 61
五、治疗 · 63

第九章　上消化道出血 · 65
一、概述 · 65
二、病因分类 · 65
三、临床表现 · 66
四、诊断策略 · 68
五、治疗 · 72

第十章　黄　疸 · 77
一、概述 · 77

二、分类 ··· 77
　三、发病机制和临床特征 ······························· 78
　四、诊断流程 ·· 81
　五、鉴别诊断 ·· 86
　六、治疗 ·· 88

第十一章 腹泻
　一、概述 ·· 90
　二、分类 ·· 90
　三、临床表现 ·· 91
　四、急性腹泻病诊断流程 ······························· 93
　五、处理原则 ·· 93
　六、急性腹泻病疗效判断标准 ························· 96

第十二章 瘫痪
　一、概述 ·· 97
　二、分类 ·· 97
　三、诊断流程 ·· 106
　四、治疗 ·· 110

第十三章 头痛
　一、概述 ·· 112
　二、病因 ·· 113
　三、诊断思路 ·· 114
　四、诊治流程 ·· 123

第十四章 抽搐
　一、概述 ·· 126
　二、病因与发病机制 ···································· 127
　三、诊治流程 ·· 128
　附：癫痫持续状态 ······································· 134

第十五章 眩晕
　一、概述 ·· 137

二、病因及常见疾病 …………………………………………… 137
三、诊断及治疗要点 …………………………………………… 143
四、治疗原则 …………………………………………………… 152
五、诊治流程 …………………………………………………… 155

第十六章 血 尿 ……………………………………………… 157
一、概述 ………………………………………………………… 157
二、病因 ………………………………………………………… 157
三、诊断流程 …………………………………………………… 159
四、治疗 ………………………………………………………… 161

参考文献 ……………………………………………………… 164

第一章　昏　迷

一、概述

昏迷是意识障碍的最严重阶段，表现为意识持续的中断或完全丧失，对内外环境不能够认识，由于脑功能受到高度抑制而产生的意识丧失或随意运动消失，并对刺激反应异常或反射活动异常的一种病理状态。

正常情况下，人的意识需要一个完整而正常的中枢神经系统维持，其中较重要的部分为：上行网状激活系统，丘脑，丘脑下部激活系统，大脑皮质。因此，凡上述各部发生器质性或功能性病变时，均可导致意识障碍或昏迷。

二、病因

1. 脑功能障碍

（1）缺氧、低血糖或代谢等因素作用引起的神经损伤：严重肺部疾病、贫血、休克及 CO、氰化物、硫化氢中毒。

（2）内源性和外源性中枢神经毒物：肝性脑病、输尿管乙状结肠吻合术后、CO_2 麻醉、高血糖、乙醇、异丙醇、酸性物质中毒、镇静剂和麻醉剂、抗惊厥药物、精神类药物。

（3）内分泌障碍：黏液水肿性昏迷、甲状腺毒症、Addison 病、Cushing 综合征、嗜铬细胞瘤。

（4）中枢神经系统环境异常：酸中毒、碱中毒。低钠血症、高钠血症、低钙血症、高钙血症、低镁血症、高镁血症、低磷血症。

（5）环境异常与体温调节异常：低温、中暑、神经抑制恶性综合征、恶性高热。

(6) 颅内高压：高颅压性脑病、脑假瘤。

(7) 中枢神经系统炎症或浸润：脑膜炎、脑炎、脑病、脑血管炎、SAH、类癌脑膜炎、创伤性轴索剪切伤。

(8) 原发性神经或胶质疾病：Creutzfeldt-Jakobs 病、Marchiafava-Bignamis 病、肾上腺脑白质营养不良、进行性多灶性脑白质病、癫痫和癫痫发作后状态。

2. 脑的局灶性损伤

(1) 出血（创伤性和非创伤性）梗死及压迫：脑干脱髓鞘、小脑出血、后颅窝硬膜下或硬膜外出血、小脑肿瘤、小脑脓肿、基底动脉夹层，动脉血栓形成、动脉栓塞、静脉闭塞；脑干、硬膜外、硬膜下、垂体卒中；脑桥出血、脑干梗死、基底动脉性偏头痛。

(2) 肿瘤。

(3) 脑脓肿。

三、诊治流程

(一) 昏迷的院前急救流程

1. 现场病情评估

(1) 首先应判断是否为昏迷：一般采用大声呼叫，用力摇动肩部或给予强烈的疼痛刺激（如压眶）观察其反应，以排除睡眠状态、单纯性晕厥或某些精神因素所致的假性昏迷。见表1-1。

表1-1 昏迷的简易判断表

	睁眼反应	应答反应	运动反应	生理反射
神志清醒	(+)	(+)	(+)	(+)
浅昏迷	(-)	(±)	(±)	(+)
中度昏迷	(-)	(-)	(-)	(±)
深昏迷	(-)	(-)	(-)	(-)

（2）尽快做出以下现场病情评估。

①尽快询问病史及有关昏迷发生时情况和既往病史，特别注意有无高血压、糖尿病，有无药物滥用，毒物、有害气体接触史以及持续头痛。

②观察瞳孔大小及对光反射，监测生命体征，观察体温、呕吐物、大小便，了解有无外伤及出血情况，注意有无心肺疾病、颅内感染、脑疝等相关病症的相关证据。

③观察皮肤颜色是否异常：有无皮肤干燥、湿冷、弹性减退、皮疹等。

④其他：注意呼吸有无特殊气味，瘫痪情况。

2. 现场急救流程

昏迷现场（院前）急救流程见图1-1。

（1）一旦确定昏迷应迅速清理呼吸道，保持气道通畅。

①将患者置于平卧位，头偏向一侧，松开衣领、卸除义齿，并清除口腔异物及气道分泌物，必要时负压吸引。

②对于舌后坠较严重者可去枕，抬起颈部或托下颌，使患者头部充分后仰，开放气道。

③放置口咽通气管开放阻塞气道，必要时气管插管以利于痰液清理。

④积极给予鼻导管吸氧或面罩吸氧，必要时气管插管呼吸机辅助呼吸。

（2）迅速建立静脉通路，维持有效循环功能，对休克、心律失常等循环障碍情况应予及时纠正，对昏迷伴有高血压者应控制性降压。

（3）外伤引起昏迷应尽快控制出血，对疑有脊柱损伤的昏迷患者，应尽量减少搬动并将患者置于硬板床上，疑有颈段脊髓损害应上颈托，严禁弯曲转动患者身体和头部，防止脊髓进一步损伤。

（4）减轻脑水肿，促进脑功能恢复，如有颅内高压应予甘露醇125～250ml快速静滴，每6～8小时重复，若合并心功能不全或肾功能不全可选用呋塞米。

（5）迅速控制抽搐，控制高热，控制抽搐减低脑缺氧损害，立即予以地西泮10～20mg缓慢静推，有效又复发者可30分钟后重复使用。高热患者给予酒精擦浴,注意冰袋、冰帽冷敷。

(6) 严密监测生命体征,如有异常时及时处理。

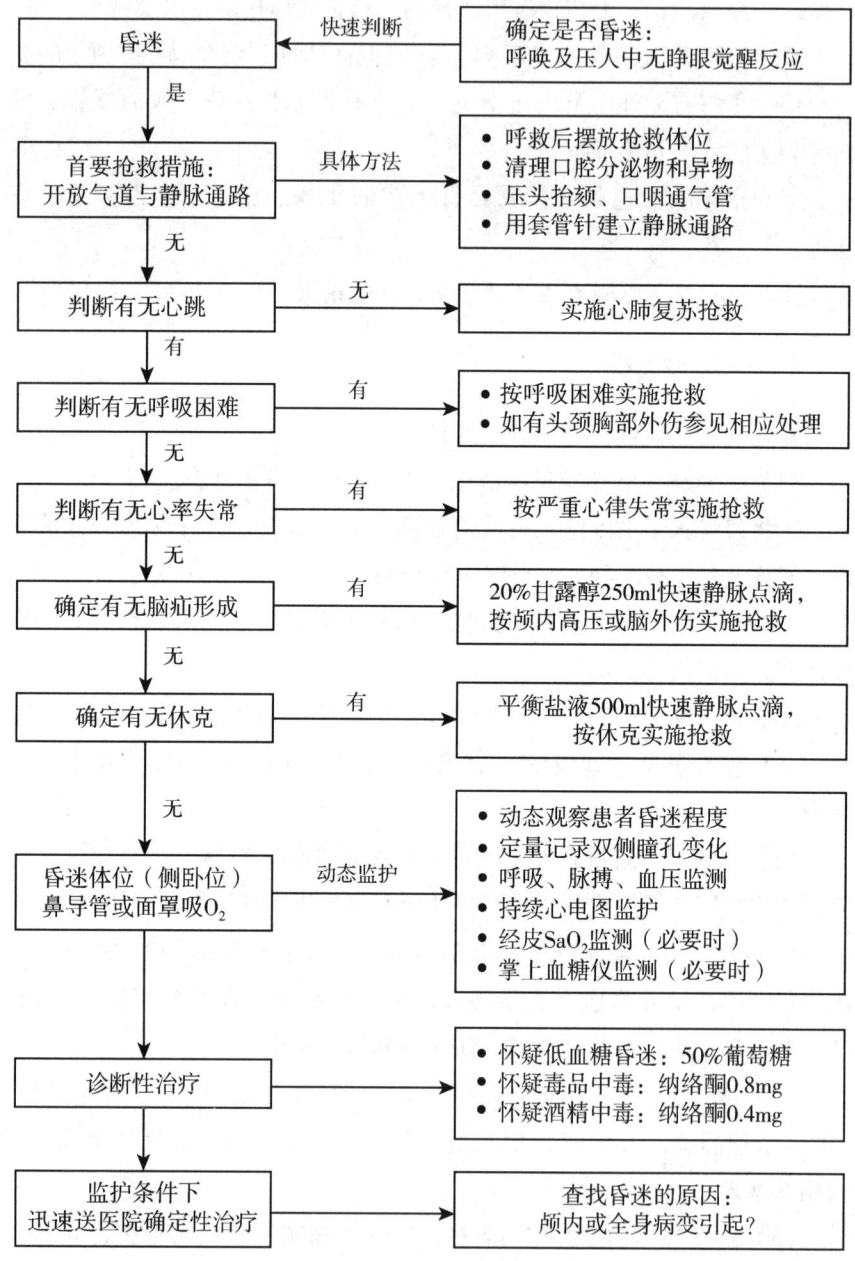

图1-1 昏迷的院前急救流程

[**注意事项**]

昏迷是病情危重的信号,是常见危重急症,病死率高,要求迅速准确的判断和及时的处理。因昏迷的病因很多,通过病史和临床检查,有的病因容易明确,有的很难明确,因此必须边询问、边体检、边观察、边治疗。

判断昏迷时应排除:

(1) 排除癔症性不反应状态:患者常闭目不动,对外界刺激无反应,呼吸增快或屏气,体检时患者可有躲避或抵抗现象,肌张力多变,但生命体征稳定。

(2) 木僵状态:患者多有精神病史,表现为不动不食,不语,流涎,大小便潴留,对外界刺激无反应,常有蜡样屈曲、违拗等特殊表现。

(3) 闭锁综合征:表现为四肢瘫痪,眼球水平活动障碍,垂直运动保留,双侧面瘫、舌肌瘫痪。

(二) 昏迷的急诊救治流程

昏迷的急诊救治流程见图 1-2。

1. 急救处理原则

(1) 保持呼吸道畅通,吸氧,应用呼吸兴奋剂,必要时气管切开或插管,行人工辅助通气。

(2) 维持有效血循环,给予强心、升压药物,纠正休克。

(3) 急查血尿常规、肝肾功能、电解质及血气分析等。

(4) 颅压升高者给予降颅压药物,如20%甘露醇、呋塞米、甘油,必要时进行侧脑室引流。

(5) 控制高血压或过高体温。

(6) 预防或抗感染治疗。

(7) 控制癫痫发作,用地西泮、苯巴比妥等。

(8) 纠正水、电解质紊乱,补充营养。

(9) 给予脑代谢促进剂,如 ATP、辅酶 A、胞二磷胆碱、脑活素等。

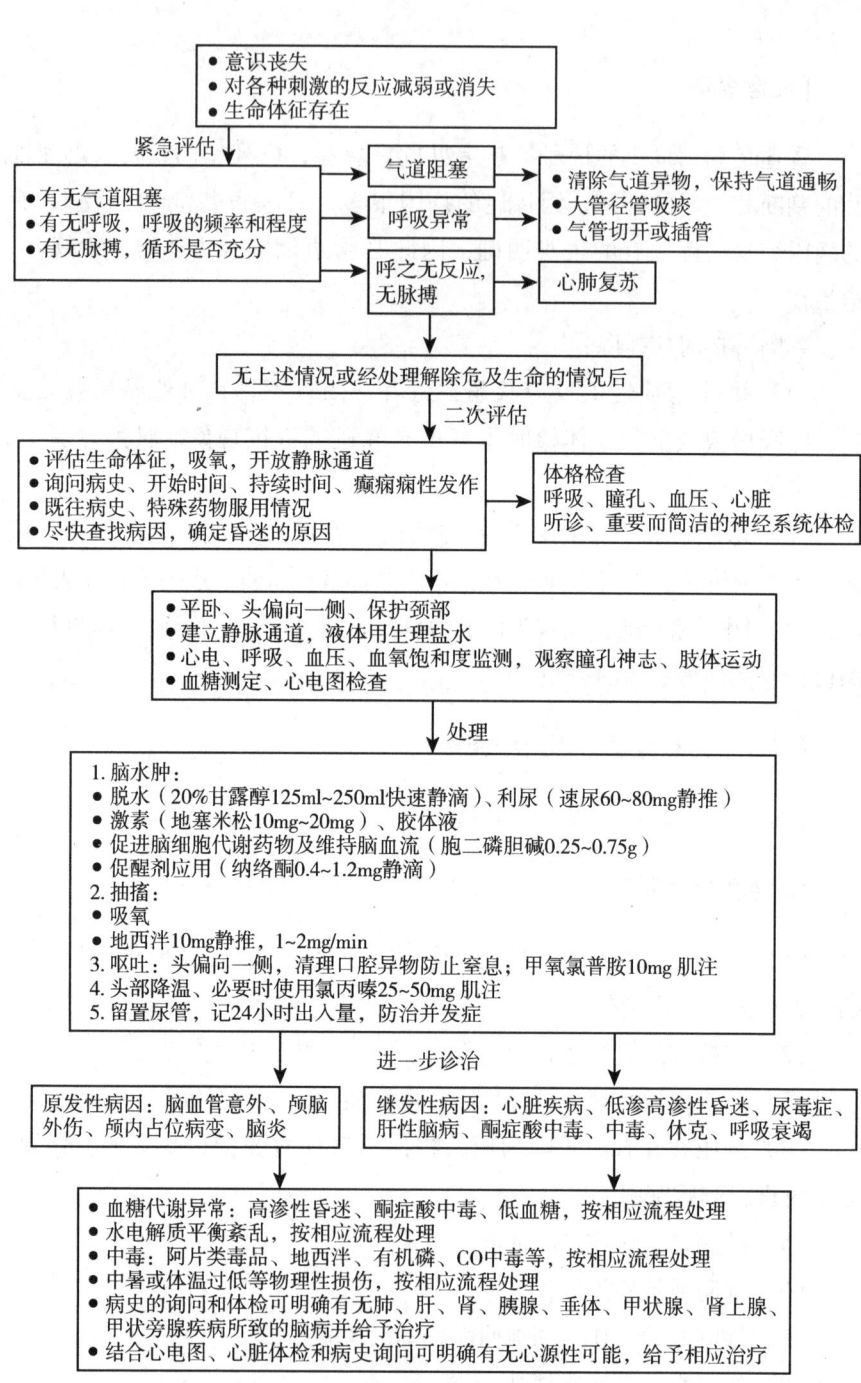

图1-2 昏迷的急诊救治流程

（10）给予促醒药物，如纳洛酮、醒脑静、安宫牛黄丸。

（11）病情稳定后，送病房进一步确诊和治疗。

2. 并发症的治疗

昏迷患者出现呼吸衰竭、休克、心力衰竭及癫痫等并发症应予以及时治疗。如合并频繁的强直性发作及癫痫持续状态，预后往往不良，死亡率很高，应立即处理。

颅压增高者进行降颅压治疗以控制脑水肿，如应用利尿剂、甘露醇、10%甘油氯化钠等脱水药物和激素，可适当给予脑细胞保护药物。昏迷患者如合并脑水肿，应及时有效地控制，否则有可能发生脑疝而危及生命。

对有兴奋、激动、谵妄等精神症状的患者，要加强护理，给予适当的保护性约束，并使用镇静剂如异丙嗪或地西泮，必要时加用氯丙嗪。严重颅脑外伤引起的昏迷或昏迷患者伴有高热、抽搐、去大脑强直发作时，可用人工冬眠疗法。

3. 其他治疗

（1）止血：颅内出血、内脏应激性溃疡出血或外伤性失血均应给予适当的止血剂，如6-氨基己酸、对羧基苄胺、酚磺乙胺、氨甲苯酚或中药（云南白药）。

（2）预防感染：因昏迷患者容易合并感染，故一般均需要抗生素。即使无发热、无明显感染征兆也应给予抗生素预防性治疗。

（3）促进脑细胞功能恢复：可用脑细胞代谢复活剂，如ATP、辅酶A、谷氨酸、γ-氨基丁酸和肌苷等。

（4）促醒：常用促醒剂如纳洛酮、胞二磷胆碱、甲氯芬酯、脑活素和醒脑静注射液。

（5）维持水电解质平衡与营养支持：昏迷患者多有仅是障碍、呕吐及多汗等，故需注意补充营养剂注意水、电解质的平衡。

（6）对症治疗：有呕吐及呃逆者，应用维生素B6、甲氧氯普胺（胃复安）肌肉注射或静脉滴注。

（7）加强护理：注意口腔、呼吸道、泌尿道及皮肤护理，防止误吸引起肺炎及压疮发生，并留置导尿管。

四、脑死亡

1. 我国脑死亡判定标准（2009年草案）

（1）先决条件：昏迷原因明确，排除一切可逆性昏迷的原因。

（2）临床判定（以下三条必须全部具备）：深昏迷，脑干反射消失，自主呼吸停止（必须通过自主呼吸诱发试验证实无自主呼吸，必须依靠呼吸机维持通气）。

（3）确认实验：脑电图呈电静息状态，不出现大于 $2\mu V$ 的脑电波活动；正中神经短潜伏期体感诱发电位 P14 及以后的电位消失；经颅多普勒超声显示前、后脑循环血流停止。

（4）观察时间：首次判定后观察12小时仍无变化，方可最后判定为脑死亡。

2. WHO 脑死亡判定标准

（1）对外界刺激无任何反应。

（2）无反射活动。

（3）无自主性活动。

（4）必须依靠持续的人工机械维持呼吸。

（5）脑电图长时间静息。

（陈玲　周泽甫）

第二章 心 悸

一、概述

心悸是指对心脏跳动的感知,常被描述为心跳的不适感或者胸部和/或毗邻区域的跳动。这种不舒适的心脏跳动或搏动有力,可能与不适、紧张和不太常见的疼痛有关。因此,心悸是指患者对可能与症状性心律失常相关的异常心脏活动的主观感,患者常感觉心脏跳动引起不舒适,由心跳过快、过慢、不规则、收缩过强和感知过度等引起。

二、病因分类

心悸的病因复杂,主要可分为心律失常、器质性心脏病、心理疾病、系统性疾病和药物作用引起的心悸。同一例患者可同时由多种原因引起。记录到心悸发作时的心电图是病因诊断的有力证据,如果明确患者有心律失常,即可诊断为心律失常引起的心悸;如果记录到窦性心律或窦性心动过速可视为非心律失常性心悸。

(一)心律失常

(1)室上性/室性期前收缩。

(2)室上性/室性心动过速。

(3)缓慢性心律失常:显著窦性心动过缓、窦性停搏、二度和三度房室传导阻滞(AVB)。

(4)心脏起搏器和心脏复律除颤器(ICD)的功能和/或程序异常。

(二)结构性心脏病

(1)二尖瓣脱垂。

(2) 严重的二尖瓣关闭不全。

(3) 严重的主动脉瓣关闭不全。

(4) 显著分流的先天性心脏病。

(5) 各种病因的心衰和/或心脏扩大。

(6) 肥厚型心肌病。

(7) 人工心脏瓣膜。

(三) 心理疾病

(1) 焦虑、惊恐发作。

(2) 抑郁症、躯体化障碍。

(四) 系统性疾病

如甲状腺功能亢进症、低血糖、更年期综合征、发热、贫血、妊娠、低血容量、体位性低血压、体位性心动过速综合征、嗜铬细胞瘤、动静脉瘘。

(五) 药物作用

(1) 拟交感神经剂、血管扩张剂、抗胆碱能药物、肼苯哒嗪。

(2) 近期停用β受体阻断药。

(3) 含有酒精、可卡因、海洛因、安非他明、咖啡因、尼古丁、大麻等合成药物和减肥药。

三、临床表现

(一) 心悸持续时间

可分为一过性(自行终止)和持续性(需药物治疗),发作频率可每天、每周、每月或每年发作一次。

(二) 表现类型

按频率、节律和强度可分为4型:期前收缩(早搏)型、心动过速型、焦虑相关型和脉冲型(表2-1),有助病因分析。

1. 期前收缩型

自感"漏搏"或漏跳后心跳增强的不适感（代偿间歇心室过度充盈）。常见于无器质性心脏病的青年人，通常预后良好。

2. 心动过速型

感到心跳非常快，可以是规则的（房室或房室结折返性心动过速、房扑或室速），也可以是不规则的（房颤或伴下传比例不等的房扑/房速）。上述室上性或室性心动过速具有突发突止特点。也有部分为窦性心动过速（常见于系统性疾病和药物引起）其心悸多逐渐发生和终止。

3. 焦虑相关型

心悸是焦虑的一种表现，心率仅轻度增快（一般不超过正常上限）；发作和终止都是逐渐；常伴其他非特异症状（手、脸发麻，咽部异物感，焦躁不安，不典型胸痛或叹气样呼吸等）。诊断此型应排除心律失常。

4. 脉冲型

感觉心跳过强、节律规则，呈持续性，多见于器质性心脏病（如主动脉反流）或高输出量的系统性疾病（如发热和贫血）。

表 2-1 心悸的分型和表现

心悸类型	主观描述	心跳	发作终止	触发情况	可能相关的情况
期前收缩型	漏搏、心脏突然下沉感	不规则插入正常心跳之间	突发突止	休息	
心动过速型	胸腔内"扑翼样"跳动	规则或不规则、频率明显加快	突发突止	体力活动、寒冷	晕厥、呼吸困难、乏力、胸痛
焦虑相关型	焦虑、烦躁不安	规则、频率轻度加快	渐发渐止	压力、焦虑发作	手脸刺痛感、喉部异物感、不典型胸痛、叹气性呼吸困难
脉冲型	心脏冲击感	正常规则	渐发渐止	体力活动	虚弱

四、诊治流程

（一）诊断流程

心悸的诊断流程参见图 2-1、2-2。

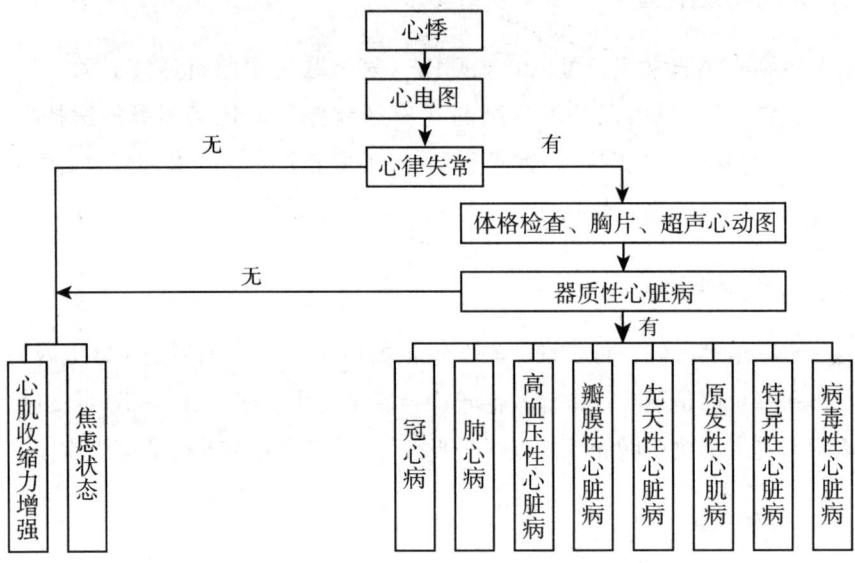

图 2-1　心悸的初步诊断流程

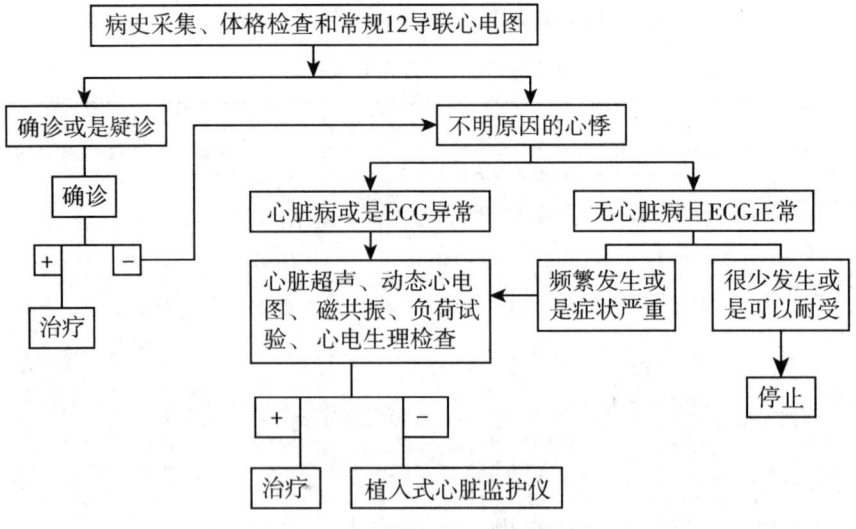

图 2-2　心悸的进一步诊断流程

1. **病史**

(1) 首先明确症状是否心悸。

(2) 进步询问发作前、初、中、终止特点和有关病史。

(3) 当病史不支持心律失常,怀疑心理疾病时,应请心理医师会诊。注意如有心悸发作,应立即描记心电图。

2. **体检**

(1) 发作时:

①听诊(摸脉):明确心率和节律(是否规则)。

②心动过速:刺激迷走神经,如突然终止示房室结参与折返的心动过速,如暂时降低可见于:房扑、房颤、房速等;并注意对血压和心功能的影响。

③评价心血管系统疾病(是否有器质性心脏病)。

④窦性心律和窦性心动过速:评价系统性疾病对心悸的潜在影响。

(2) 不发作时:

①可能引起的心脏病(杂音、高血压、血管疾病、心衰等)。

②有无系统疾病表现。

3. **问诊要点**

(1) 心悸发作前:活动(休息、睡眠、运动或正常活动、体位改变、运动后),位置(平卧或站立),诱发因素(情绪紧张、运动、下蹲或弯腰)。

(2) 心悸发作初:突然或缓慢产生,之前有无其他症状(胸痛、呼吸困难、眩晕、乏力等)。

(3) 心悸发作中:心悸的类型(规则或不规则、快速或不快、持续或不持续),伴随症状(胸痛、晕厥或接近晕厥、出汗、肺水肿、焦虑、恶心、呕吐等)。

(4) 心悸终止:突然或缓慢下降,伴随症状是否终止,持续时间,排尿;自发或迷走神经调节或药品作用。

(5) 背景：首发年龄，先前发作次数和发作频率，心脏病病史，心身疾病病史，系统性疾病病史，甲状腺功能减退病史，家族性心脏病、心动过速或猝死史，心悸时的用药，药物滥用，电解质紊乱。

4. 标准 12 导联心电图

(1) 发作时：尽快记录心电图是诊断的金标准。分析 P 波、QRS 波，以及 P 与 QRS 波的关系，明确心律失常诊断，有助于鉴别心律失常性和非心律失常性心悸。对心动过速 P 波看不清时，可刺激迷走神经或用药物（静推腺苷或阿义马林），以揭示 P 波或终止发作；记录食管导联心电图也有助于明确 P 波。

(2) 不发作时：心电图亦可为心律失常引起的心悸提供重要诊断信息（表 2-2、表 2-3）。

表 2-2 无心悸发作的可能心律失常型心悸的心电图特征

疾病	可能发生的心律失常
心室预激	房室折返性心动过速，心房颤动
P 波异常，室上性早搏，窦性心动过缓	心房颤动（房颤）
左室肥厚	室性心动过速（室速），房颤
频发室性早搏	室性心动过速
Q 波，ARVC/D 心电图表现，Brugada 综合征	室速，室颤
早复极综合征	多形性室速
长或短 QT 间期	尖端扭转型室性心动过速
三度或二度房室传导阻滞	阵发性房室传导阻滞

表 2-3 原发性心电疾病的心电图特征

心电图特征	拟诊疾病
校正 QT 间期大于 0.46s	长 QT 综合征
校正 QT 间期小于 0.32s	短 QT 综合征
右束支阻滞伴右胸导联（V1~V3 导联）穹隆型/马鞍型 ST 段抬高	Brugada 综合征
右胸 V1~V3 导联 T 波倒置；V1 导联 QRS 波群时限 >110ms，部分 QRS 波群终末部分可见一直立的尖波（ε 波）；可有完全性或不完全性右束支传导阻滞	致心律失常性右室心肌病
胸前导联高电压，Q 波、ST 段改变	肥厚型心肌病

5. 动态心电监测

常用于心电图难以捕获的一过性心律失常。记录仪器包括体外和植入式记录仪两类。体外记录仪：Holter 记录仪、医院中央监护系统、事件记录仪、环形记录仪、远程动态心电记录仪等。植入式记录仪：起搏器和 ICD（需要进行治疗的患者）具有心律失常诊断功能，植入式环形记录仪（ILRS）等。

6. 电生理检查

电生理检查为有创的，常作最后选择。其优势：可诱发心律失常明确诊断；同时可行有效治疗（如射频消融术）。对有严重心脏病和晕厥前发生心悸者，因发生不良事件可能性高，可在动态心电图之前选择，否则应先行动态心电图检查。

（二）处理流程

参见图 2-3。

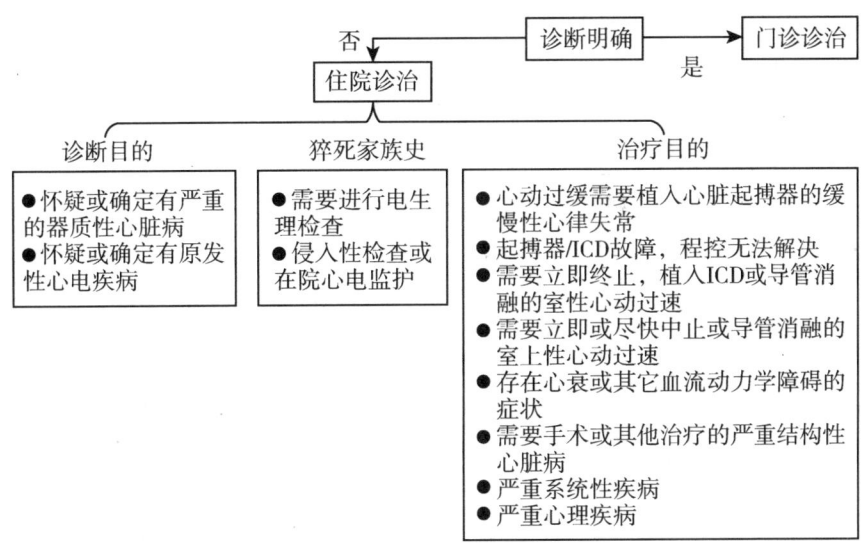

图 2-3　心悸的处理流程

1. 策略选择

一旦诊断明确,即应对病因(心律失常、器质性心脏病、心理疾病或系统性疾病等)进行治疗,对一些良性心律失常(如早搏),改善生活方式(限咖啡、酒精饮料)、安抚患者(心理咨询或抗焦虑药)常可明显减轻症状;控制心血管病危险因素(戒烟、降脂、降压、控糖等)、加强体育锻炼(中度)均有助心悸的防治。

2. 住院标准

绝大多数心悸可在门诊进行诊治。下列情况应考虑住院诊治:
①诊断不明确。
②疑有猝死家族史。
③需住院观察治疗的。

3. 住院治疗指征

(1)严重心律失常,如需植入起搏器的缓慢性心律失常;需立即终止的快速心律失常和需要消融或植入ICD的患者;起搏器/ICD故障,程控无法解决者。

(2)器质性心脏病出现与心悸有关的血流动力学障碍、胸痛、晕厥等应急诊住院治疗。

(3)严重系统疾病或严重心理疾病的心悸患者。

(陈玲　周泽甫)

第三章 胸 痛

一、概述

胸痛是急诊科常见的就诊症状,涉及到多个器官系统,与之相关的致命性疾病包括:急性冠状动脉综合征(ACS)、肺栓塞、主动脉夹层、张力性气胸等,快速、准确鉴别诊断是急诊处理的难点和重点。由于ACS发病率高、致死致残率高,早期识别和早期治疗可明显降低死亡率、改善远期预后,成为急性胸痛患者需要鉴别诊断的主要疾病。

二、病因

胸痛主要的病因大致包括有胸内结构、胸壁、膈下脏器病变和功能性疾病等。

1. 胸内结构和胸壁病变

(1)心源性胸痛:ACS,急性心包炎等。
(2)非心脏结构引起的胸痛:
①主动脉病变:最严重的是主动脉夹层和动脉瘤。
②急性肺栓塞、张力性气胸、大叶性肺炎、肺癌和严重的肺动脉高压等。
③胸膜疾病:急性胸膜炎、胸膜间皮瘤、肺癌累及胸膜都可以引起胸痛。
④食管疾病:常见的有食管贲门失弛缓症、反流性食管炎、食管下段黏膜撕裂(Mallory-Weiss综合征)等。
⑤膈肌病变:食管破裂引起的纵隔气肿、纵隔内占位病变都可以表现为不同程度的胸痛。

2. 膈下脏器病变

如胃、十二指肠、胰腺、肝脏、胆囊等的病变及急腹症等。

3. 功能性疾病

如功能性胸痛。

三、特征

1. 提示急性冠脉综合征（ACS）的胸痛特征

（1）胸痛为压迫性、紧缩性、烧灼感或沉重感。
（2）无法解释的上腹痛和腹胀。
（3）放射至颈部、下颚、肩部或左臂或双肩。
（4）"烧心"，胸部不适伴恶心和/或呕吐。
（5）伴持续性气短或呼吸困难。
（6）伴无力，眩晕，头晕或意识丧失。
（7）伴大汗，必须注意女性糖尿病患者和老年患者症状常不典型。

2. 非典型心绞痛特征

（1）胸痛为锐痛，与呼吸和咳嗽有关。
（2）胸痛与转动身体或按压身体局部有关。
（3）持续时间很短的胸痛（<15秒）。

四、诊断筛查

1. 评估和诊断

参见图 3-1。
（1）立即评估病情和稳定生命体征，识别引起胸痛的致命性疾病。
（2）如果患者存在危及生命的症状和体征，包括突发晕厥或呼吸困难,血压<90/60mmHg,心率>100次/分,双肺罗音,立即建立静脉通路,吸氧,稳定生命体征。

(3) 在5分钟内完成第一份心电图及体格检查(主要注意颈静脉有无充盈、双肺呼吸音是否一致、双肺有无罗音、双上肢血压是否一致、心音是否可听到、心脏瓣膜有无杂音、腹部有无压痛和肌紧张。

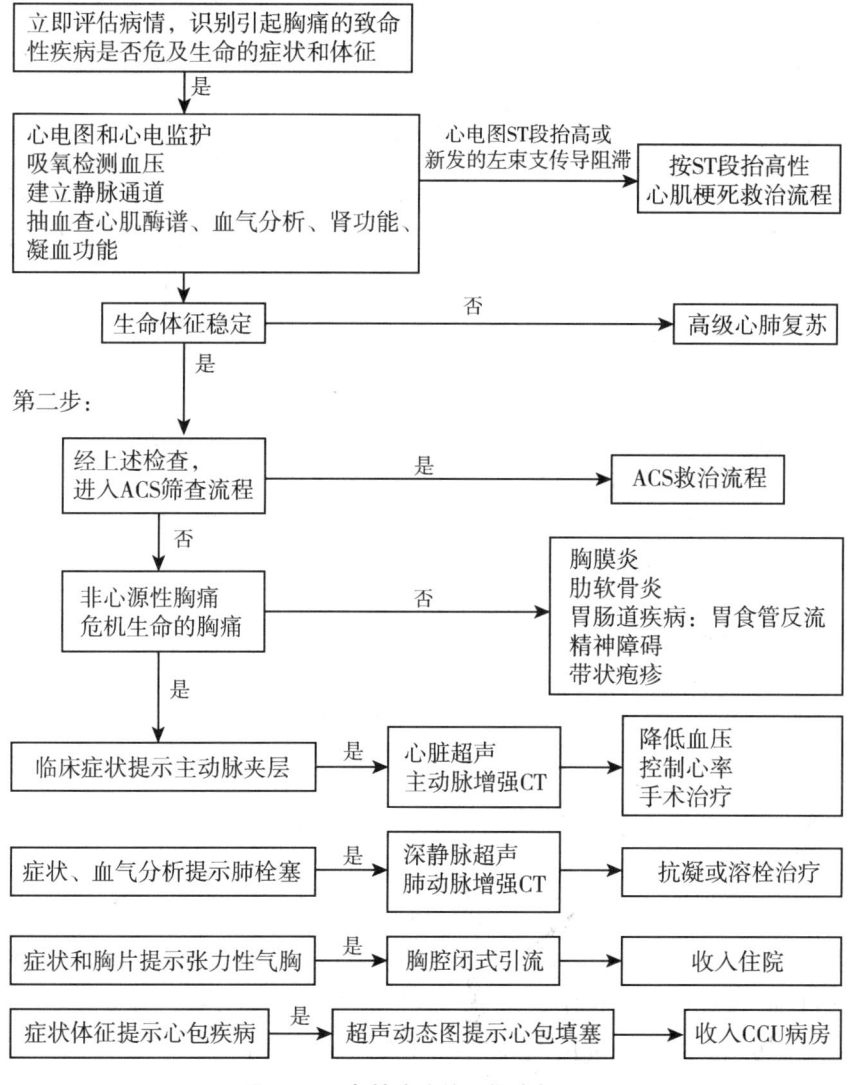

图3-1 急性胸痛的评估诊断流程

(4) 了解相关病史，包括此次胸痛发作时间，既往胸痛、心脏病、高血压、糖尿病史。

(5) 尽快完善血常规、心肌标志物、肾功能、血气、床旁胸片和床旁超声心动图检查。

2. 急性冠脉综合征（ACS）筛查

经上述检查，未发现明确病因者，进入 ACS 筛查流程（见图 3-2）。

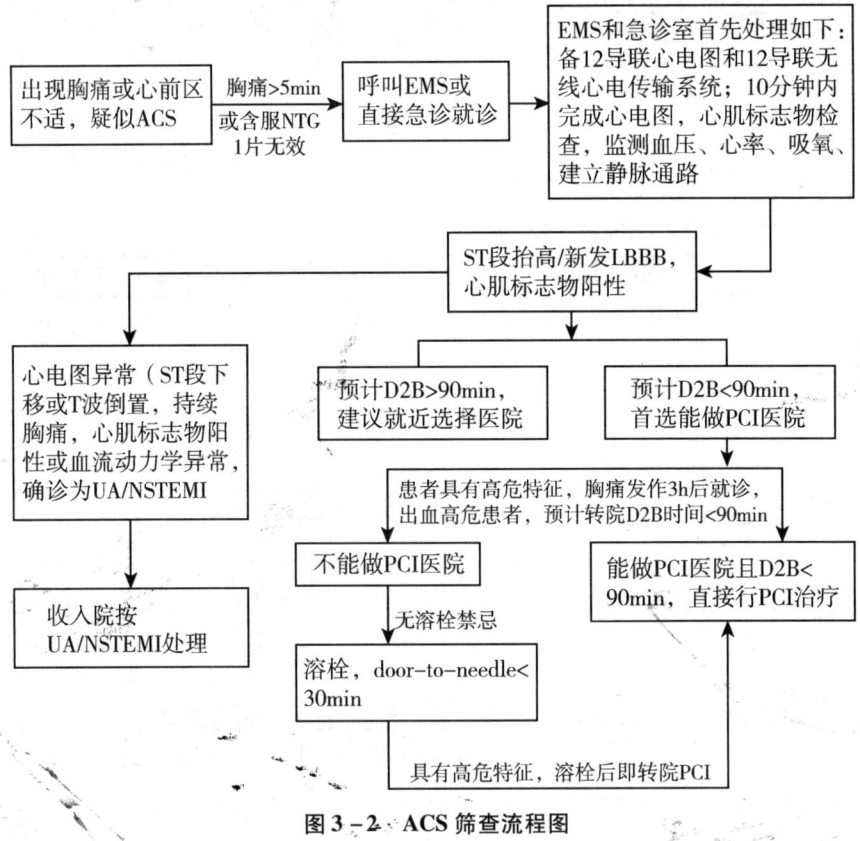

图 3-2 ACS 筛查流程图

注：NTG：硝酸甘油（Niter acid Gansu oil）；UA：不稳定性心绞痛；NSTEMI：非 ST 段抬高型心肌梗死；ACS：急性冠状动脉综合征；EMS：急救医疗系统；D2B：到达医院至球囊扩张的时间；PCI：经皮冠状动脉介入术；Door-to-needle：到达医院至溶栓开始的时间；LBBB：左束支传导阻滞；心肌标志物包括：肌红蛋白、肌钙蛋白、心肌酶谱。

高危特征包括：广泛 ST 段抬高、新发左束支传导阻滞、既往 MI 病史、Killip 分级 >2 级、下壁心肌梗死伴左室射血分数 ≤35% 或收缩压 <100mmHg 或心率 >100 次/min 或前壁导联 ST 段下移 ≥2mm 或右室导联 V4RST 段抬高 ≥1mm，前壁心肌梗死且至少 2 个导联 ST 段抬高 ≥2mm。

五、明确诊断心肌梗死的诊疗流程

心肌梗死的诊断和治疗，目标是尽可能缩短再灌注治疗时间，挽救生命，改善预后。根据美国 2007 年 STEMI 指南和 2009 年 STEMI 指南更新版，结合我国实际情况，推荐我国改善 D2B 的院前和院中 STEMI 急救具体流程（见图 3-3）。

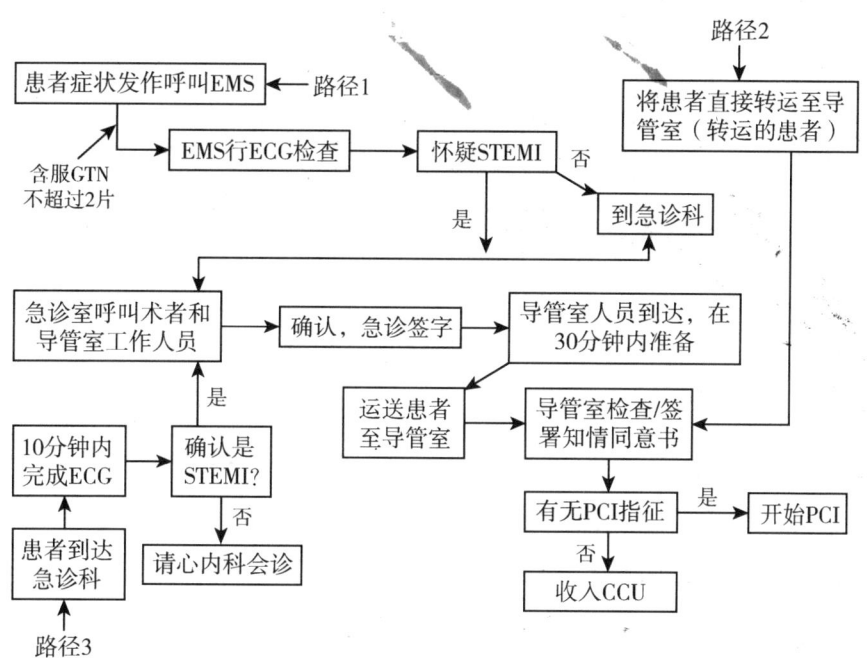

图 3-3 急性 STEMI 启动 PCI 路径

临床研究显示，对 STEMI 而言，再灌注越快，预后越好。ACC/AHA 推荐开始溶栓治疗的时间窗是发病后 30 分钟内，D2B 时间窗是发病后 90 分钟内。上述目标并不是再灌注的理想时间，而是可接受的再灌注最长时间。无论采用溶栓治疗还是冠状动脉介入治疗（PCI），两种治疗方法均受到医疗设备和患者因素的影响。研究提示PCI优于药物再灌注。目前对于STEMI的早期再灌注治疗建议：发病3小时内就诊，溶栓和急诊PCI都是可选择方案，如发病3小时后就诊，推荐首选急诊PCI治疗。目前有很多研究在做STEMI救治流程改进，包括院前完成心电图检查、院前联系好接收医院、院前与急诊室沟通确定治疗方案、急诊室启动心导管室等，已经证实可以显著降低再灌注时间。

六、怀疑ACS患者的诊疗流程

1. 怀疑ACS患者

初步诊断不能确诊ACS，但可能为ACS的，按以下流程处理（如图3-4）。

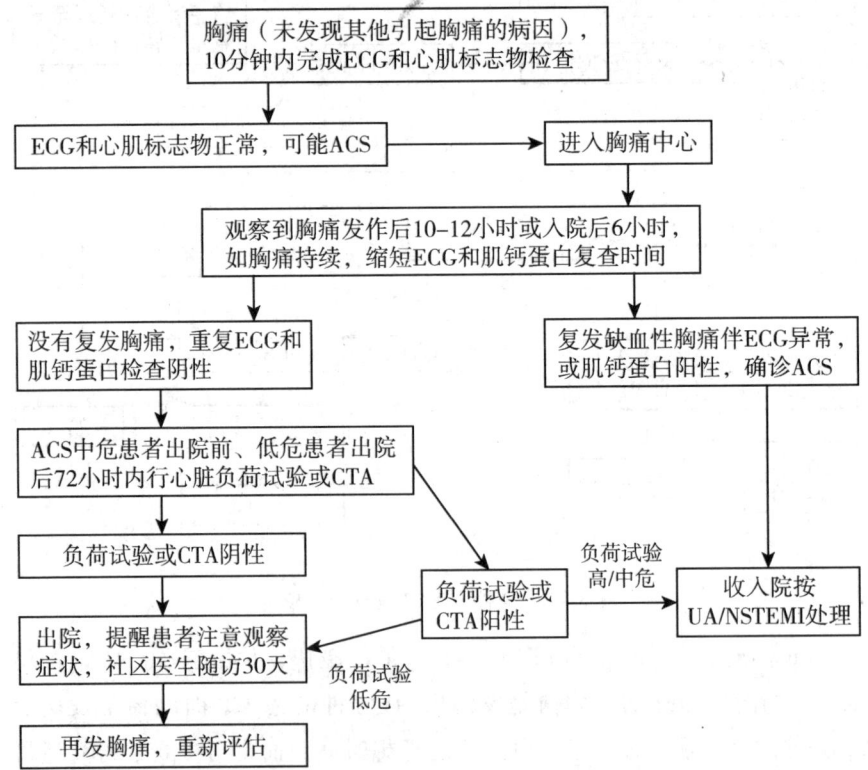

图3-4 怀疑ACS患者的救治流程

①对就诊时心电图和肌钙蛋白正常患者，须重复观察 6 小时后心电图或肌钙蛋白变化。如果患者持续胸痛，或需要应用硝酸甘油缓解，提示高危，建议早期、连续复查心电图和肌钙蛋白。

②如果患者复查心电图 ST-T 动态变化或肌钙蛋白升高或血流动力学异常提示 UA 或 NSTEMI。请按照上述 UA/NSTEMI 流程处理。

③如果患者就诊后间隔 6 小时或胸痛后 12 小时心电图无 ST-T 改变或肌钙蛋白没有升高，提示患者近期发生非致死心肌梗死或死亡风险为低危或中危。

2. 低中危患者

如没有其他引起胸痛的明确病因，建议请心内科医师会诊，出院前或出院后 72 小时内行心脏负荷试验或冠脉 CTA 检查，并门诊就诊。

七、对应用心脏无创检查的建议

心脏无创检查包括无创心脏负荷试验、冠状动脉 CT（CTA）和心脏磁共振成像。

1. 对于无创心脏负荷试验的建议

包括运动心电图、负荷核素心肌显像、负荷超声心动图。

（1）心脏负荷试验的目的：识别有严重冠状动脉狭窄的患者或不稳定心绞痛患者，根据危险分层预测临床预后。

（2）运动试验阳性处理策略：运动负荷试验阳性且高危或中危的患者，收入院进一步治疗；低危患者行 CTA 检查，运动试验阴性患者可以出院门诊随诊。

2. 对于 CTA 的建议

（1）建议胸痛筛查尽可能应用"放射剂量低、造影剂用量小、受心率影响小"的多排螺旋 CT，以减少放射损伤和造影剂损伤。

（2）推荐 CTA 检查人群：没有明确冠心病史，肾功能正常，发生

ACS中低危人群，考虑非ACS诊断（如肺栓塞、主动脉夹层），心肌肌钙蛋白阴性，运动负荷试验阳性且低危或运动试验阴性，CABG患者。

（3）不建议如下人群使用CTA筛查ACS：肾功能不全，心房纤颤，快速心室率而不能使用β受体阻滞剂，造影剂过敏，甲状腺功能亢进。

自从64排CTA应用于临床以来，由于CTA较高的CAD阴性诊断价值，敏感性≥90%，特异性88%，而被越来越多地用于临床，尤其用于发生冠心病或者心血管事件风险较低的中低危人群，其价效比优于无创心脏负荷试验。由于临床上致命性胸痛的主要病因包括肺栓塞、主动脉夹层和冠心病，所以对于ACS中低危患者一次CTA检查完成三种疾病的筛查很有必要，此即胸痛三联成像（TRIPLE‐RULE‐OUT CT，TROCT），已经成为急诊胸痛三联筛查的有用工具。考虑到CTA的诊断价值和风险，建议临床应用CTA对冠状动脉进行评价应依据适应证。

（陈玲　罗云）

第四章　晕　厥

一、概述

晕厥是常见的临床症状,为短暂的、自限性的意识丧失,常常导致晕倒。晕厥的发生机制是以短暂的全脑组织灌注降低而导致的一过性意识丧失(transient loss of consciousness,TLOC),发生较快,随即自动完全恢复。有些晕厥有先兆症状,可能有头痛、恶心、呕吐、乏力等症状,但更多的是意识丧失突然发生,无先兆症状。通常随着晕厥的恢复,行为和定向力也立即恢复。有时可出现逆行性遗忘,多见于老年患者。有时晕厥恢复后可有明显乏力。典型的晕厥发作是短暂的;血管迷走神经性晕厥的意识完全丧失时间一般不超过20秒;个别晕厥发作时间较长,可达数分钟,应与其他原因造成的意识丧失相鉴别。晕厥的三个常见类型:反射性晕厥、直立性低血压(体位性低血压)、心源性晕厥。

二、分类

晕厥常依据常见病因及主要特点进行分类,如下所述。

1. 神经介导性晕厥

(1)血管迷走神经性晕厥:有典型和非典型之分。
(2)颈动脉窦性晕厥。
(3)情境性晕厥:急性出血,咳嗽、打喷嚏,胃肠道刺激(吞咽、排便、腹痛),排尿(排尿后),运动后,餐后,其他如铜管乐器吹奏、举重等。
(4)舌咽神经痛。

2. 直立性低血压晕厥

(1) 自主神经调节失常：

①原发性自主神经调节失常综合征：如单纯自主神经调节失常、多系统萎缩、伴有自主神经功能障碍的帕金森病（Parkinson's 病，PD）。

②继发性自主神经调节失常综合征：如糖尿病性神经病变、淀粉样变性神经病变。

(2) 药物（和酒精）诱发的直立性晕厥。

(3) 血容量不足：出血、腹泻、Addison's 病。

3. 心律失常性晕厥

(1) 窦房结功能障碍（包括慢快综合征）。

(2) 房室传导系统疾患。

(3) 阵发性室上性和室性心动过速。

(4) 遗传性心律失常：如长 QT 综合征、Brugada 综合征、儿茶酚胺依赖性室速、致心律失常性右室心肌病等。

(5) 植入抗心律失常器械（起搏器、ICD）功能障碍。

(6) 药物诱发的心律失常。

4. 器质性心脏病或心肺疾患所致的晕厥

(1) 梗阻性心脏瓣膜病。

(2) 急性心肌梗死、缺血。

(3) 肥厚型梗阻性心肌病。

(4) 心房黏液瘤。

(5) 主动脉夹层。

(6) 心包疾病、心脏压塞。

(7) 肺栓塞、肺动脉高压等。

5. 脑血管性晕厥

血管窃血综合征。

三、诊断评估

（一）晕厥的初步评估

1. 初步评估的内容

（1）晕厥患者的初步评估包括：仔细询问病史，体格检查（包括直立位血压测量）和标准 ECG。

（2）初步评估中需要强调 3 个重要问题：

①是否是晕厥造成的意识丧失。

②是否存在心脏病。

③病史中有无重要的有助于诊断的临床特征。

2. 初步评估的结果

通过初步评估将得到 3 种结果：病因诊断明确或病因诊断基本明确或者原因不明。诊断明确者即可以进行治疗或制订出治疗计划。但更常见的是初步评估后仅能做出倾向性诊断，具备一条或更多临床表现时即可做出倾向性诊断，此时需要进一步检查证实。如果证实了诊断，则开始治疗。如果不能被证实则考虑为不明原因的晕厥，根据发作频率和严重程度决定下一步检查计划。不明原因的晕厥神经介导性晕厥的可能性大。如果不能明确是否为晕厥，推荐称其为"短暂意识丧失"，进行再评估。

（二）晕厥的进一步评估

初步评估后倾向性诊断需要进一步检查证实。如果怀疑心源性或神经介导性晕厥，需进一步检查，包括心脏评估检查，如超声心动图、心脏负荷试验、心电监测（Holter，必要时埋藏植入式心电事件记录仪）和电生理检查；神经介导方面的检查包括倾斜试验和颈动脉按摩。对于伴有躯体多处不适的频繁发作，有紧张、焦虑和其他心理疾病的患者应该进行精神疾病评估，并请有关专科医师会诊。

1. 心电监测

选择心电监测类型和时间取决于晕厥的发作频度。Holter 适用于晕厥发作频繁的患者，植入式心电事件记录仪（ILR）用于发作不频繁的患者。ILR 是一种比较新的诊断晕厥的检查方法，最适于发作不频繁的心律失常性晕厥的检查，数个研究结果奠定了其在晕厥诊断中的地位。这种方法较传统 Holter 和电生理检查更能发现晕厥的原因，效价比较高。研究发现，不明原因的晕厥患者植入 ILR 一年，90% 以上能够获得有助于诊断的信息。

（1）适应证：

①如果患者有严重器质性心脏病并且具有高度威胁生命的心律失常的危险，应住院监测（床旁或遥测）以明确诊断。

②如果 ECG 或临床表现提示为心律失常性晕厥；或者频繁发作的晕厥或晕厥先兆，行 Holter 监测。

③当充分评估后晕厥原因仍不明确，如果 ECG 或临床表现提示为心律失常性晕厥；或者反复晕厥发作引起摔伤，推荐埋藏植入式心电事件记录仪。

（2）诊断价值：

①ECG 监测发现晕厥与心电异常（缓慢或快速心律失常）相关，即可做出诊断。

②ECG 监测发现晕厥时为正常窦性心律可以排除心律失常性晕厥。

（3）晕厥发作时未发现心电改变者，推荐进行其他检查，但已有以下情况者除外：

①清醒状态下心室停搏 >3 秒。

②清醒状态下发现莫氏 II 型或三度房室传导阻滞。

③快速阵发性室性心动过速。

（4）先兆晕厥不能准确诊断晕厥，因此，不能依据先兆晕厥进行治疗。

2. 电生理检查

电生理检查包括无创电生理检查和有创电生理检查，能够评估窦房结功能、房室传导功能和发现室上性心动过速（室上速）和室性心动过速（室速，VT）。初步评估正常的患者电生理检查仅有3%有阳性发现。在发现缓慢心律失常方面敏感性很低。

（1）适应证：

①有创电生理检查适用于初步评估考虑为心律失常性晕厥的患者（ECG异常和/或器质性心脏病或晕厥时伴有心悸或有猝死家族史）。

②为明确诊断，冠心病伴晕厥的患者，如果LVEF<0.35，应进行电生理检查。

（2）诊断价值：

①ECG正常不能完全排除心律失常性晕厥，当怀疑心律失常性晕厥时推荐进一步检查。

②仅依靠临床表现和异常ECG不能确诊晕厥的病因。

（3）下列情况，电生理检查具有诊断意义，无需进行其他检查：

①窦性心动过缓和窦房结恢复时间（CSNRT）显著延长。

②双束支阻滞伴有：基础希氏束波（H）开始至心室波（V）开始的间期（HV间期）≥100ms，或心房频率递增刺激时出现二度和三度希氏束-蒲肯野氏纤维阻滞，如果基础电生理检查不能明确诊断，可以进行药物试验。

③诱发持续性单形性室性心动过速。

④诱发出导致低血压和自发性晕厥的快速室上性心律失常。

（4）HV间期>70 ms但<100 ms，应怀疑缓慢心律失常性晕厥。

（5）Brugada综合征、致心律失常性右室心肌病和心脏骤停幸存者诱发出多形性室性心动过速或室颤，可以考虑诊断。

（6）缺血性或扩张型心肌病患者诱发出多形性室性心动过速或心室颤动的预测价值低。

3. ATP试验

倾斜试验引起晕厥的触发因素可能是内源性腺苷的释放。静脉注射腺苷和三磷酸腺苷（ATP）可用于不明原因晕厥的检查。对怀疑不明原因晕厥的患者，通过强烈抑制房室结传导起到纯受体刺激作用，引起房室传导阻滞（AVB）导致心室停搏，这可能是自发性晕厥的原因。ATP通过对腺苷快速分解和腺苷对嘌呤受体的继发作用发挥作用。ATP和腺苷在人类作用相似。

由于ATP可能引起气管痉挛，哮喘患者禁用；可能引起冠状动脉窃血，严重冠心病患者亦禁用。

4. 心室平均信号心电图和微伏级T波交替（TWA）

心室平均信号心电图有助于发现室性心动过速（室速，VT）晕厥（敏感性70%~82%，特异性55%~91%）。TWA可能是VT的重要预测指标。因此，心室平均信号心电图和TWA可以作为某些需要做电生理检查的晕厥患者的一种筛查方法。但是，无论检查结果如何，高危患者仍然需要进行电生理检查，因此，心室平均信号心电图和TWA的诊断意义不大。

5. 超声心动图

（1）超声心动图的作用：当病史、体格检查和心电图检查不能发现晕厥的原因时，超声心动图检查是发现包括瓣膜病在内的器质性心脏病的有效方法。通过该检查还能发现肺动脉高压和右心室扩大等提示肺栓塞的表现。体格检查正常的晕厥或先兆晕厥患者超声心动图检查最常见的发现是二尖瓣脱垂（4.6%~18.5%），其他心脏异常包括瓣膜病（主动脉瓣狭窄最常见）、心肌病、节段性室壁运动异常提示的心肌梗死、冠状动脉畸形、浸润性心脏病如淀粉样变性、心脏肿瘤、动脉瘤、左房血栓等。

超声心动图检查为判断晕厥的类型、严重程度及危险分层提供重要的信息。如果发现中重度器质性心脏病应考虑心源性晕厥。另一方面，如果超声心动图仅发现轻微心脏结构病变，则心源性晕厥的可能性较小，应进行非心源性晕厥方面的检查。

（2）引起心源性晕厥的心脏病有：有明显心力衰竭表现的心肌病，收缩功能异常（射血分数<40%），急性心肌梗死后缺血性心肌病，右室心肌病，肥厚型心肌病，先天性心脏病，心脏肿瘤，流出道梗阻，肺

栓塞，主动脉夹层，心脏瓣膜病。

6. 倾斜试验

倾斜试验有助于诊断神经介导性晕厥，但其敏感性、特异性、诊断标准和重复性存在很大问题，敏感性和特异性与检查方法有密切关系。敏感性26%~80%，特异性约90%。倾斜试验阴性的患者如果没有心肌缺血或器质性心脏病的证据，神经介导性晕厥的可能性很大，因此，倾斜试验对确诊帮助不大。

7. 颈动脉窦按摩

颈动脉窦按摩是揭示颈动脉窦过敏综合征晕厥的一种检查方法。

（1）方法：颈动脉窦按摩取仰卧位和立位两种体位（一般在倾斜床上进行），检查中应持续监测心电、血压。记录基础心率、血压后，在胸锁乳突肌前缘环状软骨水平用力按摩右侧颈动脉窦 5~10 秒，如果未获得阳性结果，1~2 分钟后按摩对侧。如果触发心脏停搏反应，则静脉注射阿托品（1mg 或 0.02mg/kg）重复按摩评估减压反射的作用。

（2）适应证：

①颈动脉窦按摩适用于经初步评估原因不明的晕厥患者，年龄在 40 岁以上。有颈动脉疾病和卒中危险的患者应避免做颈动脉窦按摩。

②颈动脉窦按摩中必须持续心电、血压监测。按摩时间最短 5 秒，最长 10 秒。应取仰卧位和直立位两个体位按摩。

（3）诊断价值：阳性标准：按摩中诱发出症状、室性停搏持续≥3 秒、收缩压下降≥50mmHg。对于无其他原因可以解释的晕厥患者阳性反应可以诊断为颈动脉窦过敏。

8. 运动试验

运动中或运动后即刻发生晕厥的患者应进行运动试验。应该选择症状限制性运动试验，由于运动中和运动后即刻易发生晕厥，运动中和恢复阶段均应监测心电和血压。运动中发生晕厥可能是心脏原因造成的，有些病例报告过度反射性血管扩张也可能引起晕厥。相反，运动后晕厥几乎都是自主神经功能异常或神经介导机制参与的，其特点是与心动过缓或心脏停搏有关的低血压，老年患者可能是自主神经功能异常，一般发生于无心脏病的患者。

运动试验对一般晕厥患者意义不大，仅有1%发现异常。但是，对运动性晕厥具有重要诊断价值。

（1）适应证：劳力中或劳力后即刻发生晕厥的患者。

（2）诊断价值：

①运动中或运动后即刻诱发晕厥，ECG和血流动力学出现异常改变，具有诊断意义。

②运动中出现二度Ⅱ型或三度房室传导阻滞（AVB），即使未发生晕厥也有诊断意义。

9. 心导管和心血管造影

由于是有创检查，一般不作为筛查心源性晕厥的检查。对怀疑冠状动脉狭窄引起直接或间接性心肌缺血导致的晕厥，推荐做冠状动脉造影以明确诊断及治疗方案。

10. 神经系统及精神病学评估

（1）自主神经功能障碍：

①原发性自主神经功能障碍：由原发性中枢神经系统退行性疾病引起，均发生于中年或老年，包括单纯自主神经功能障碍（PAF）和多系统硬化（MSA）。

②继发性自主神经功能障碍：指其他疾病引起的自主神经系统损害，许多疾病均可发生，主要见于糖尿病、肝肾功能衰竭和酗酒。

③药物引起的自主神经功能障碍：最常见的药物是三环类抗抑郁药、吩噻嗪、抗组胺剂、左旋多巴（帕金森病）和单胺氧化酶抑制剂。

一般来说，自主神经功能障碍的类型与原发病不一定有关。当出现显著的直立性低血压或伴有阳痿和尿频的自主神经功能障碍时，应进行神经系统检查。存在其他神经系统的体征特别是帕金森病、内脏性疾病（如糖尿病）或服用某些药物（抗抑郁药）有助于诊断。

(2) 脑血管疾病：

①锁骨下动脉窃血综合征：发生于上肢血管闭塞，脑血管系统血流产生分流，同时供应脑和上肢。当上肢循环需求量增加如单侧上肢运动时引起脑干灌注不足导致意识丧失。一般仅在其他颅外动脉硬化时才发生短暂缺血发作。椎基底动脉窃血的症状包括眩晕、复视、视物模糊、基底神经功能障碍、晕厥和猝倒症（attack）。短暂意识丧失不伴有脑干损伤的体征锁骨下窃血的可能性很小。两侧上肢血压不同提示存在窃血现象。

②短暂脑缺血发作（TIA）：一侧颈动脉缺血不会引起意识丧失，只有椎基底动脉系统缺血和严重双侧颈动脉缺血时才能引起晕厥，但是，TIA 多伴有神经系统定位体征或症状如瘫痪、眼球运动障碍，一般以眩晕为主，不存在这些特征的意识丧失 TIA 的诊断难以成立。

(3) 精神病学评估：精神疾病导致的晕厥有两方面的特点。

首先，治疗精神疾病的药物能够引起直立性低血压导致真正的晕厥。这些药物用于治疗精神分裂症和抑郁症。如果是这些药物所致，应该在精神科医师指导下调整药物。

其次，焦虑、癔病、惊恐和极度沮丧可引起类似晕厥的症状。心理性假性晕厥的诊断应十分慎重。排除了其他原因后，应进行心理疾病的治疗。心理疾病性晕厥的患者一般较年轻，心脏病发病率低，但晕厥发作频繁。心理性晕厥在各种晕厥中占重要的位置，许多患者的晕厥不能解释，大部分患者接受心理治疗后晕厥的发作次数明显减少。

总之，晕厥可能是猝死的前兆，尤其是那些有心脏疾病的患者。因此对晕厥进行全面评价时，对器质性心脏病和心肌缺血的检查尤为重要。晕厥患者中，导致猝死的少见原因，例如预激综合征和遗传性心脏猝死综合征应被排除。当诊断出心脏病后，随后的评价和治疗要在两方面进行。其一，判断这一心脏疾患是否伴有缺血，并对它和晕厥事件关联性作出评价；其二，应牢记对有无室速和室颤等恶性心律失常作出评价，特别是对于那些高危患者，将有助于指导实施挽救生命的治疗措施。

四、治疗流程

1. 一般治疗原则

晕厥的一般处理流程见图4-1。

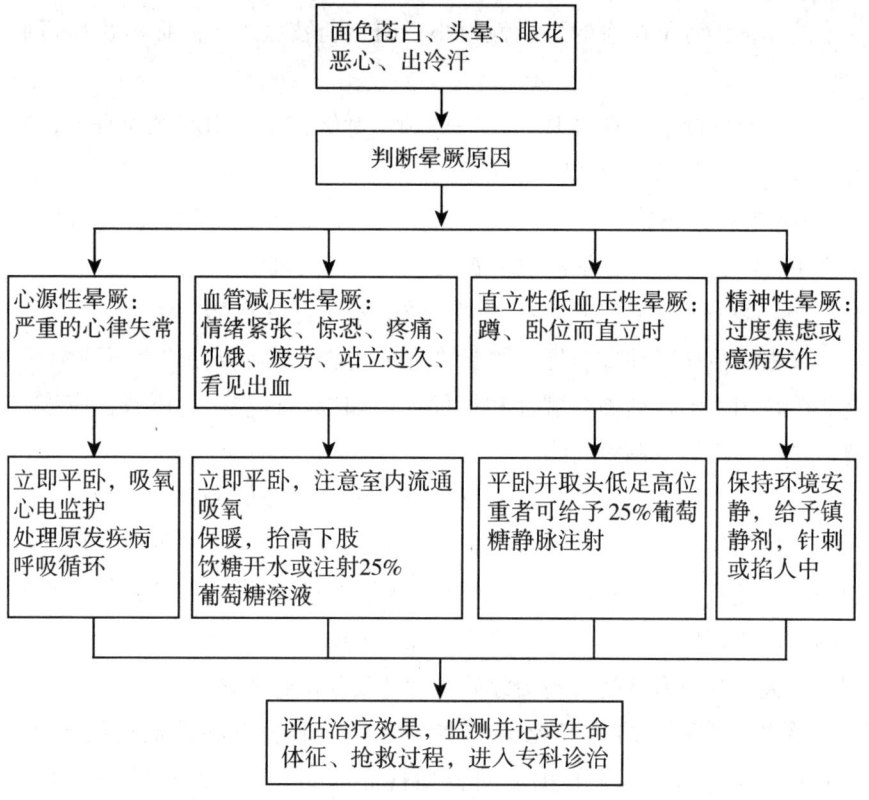

图4-1 晕厥的一般处理流程

注意：在知觉未恢复以前，不能给患者任何饮料或服药。如有呕吐，应将患者的头偏向一侧。

晕厥患者治疗的主要目标是预防晕厥复发和降低死亡危险性。采取基础预防性治疗还是积极的加强治疗取决于下列情况：

（1）晕厥的病因。

（2）晕厥复发可能性大小。

(3) 晕厥相关的死亡危险性大小。

(4) 复发次数或晕厥导致躯体或精神伤害的危险性大小。

(5) 晕厥对职业或业余爱好造成的影响。

(6) 对公共健康危险性的影响,如患者为汽车司机、飞行员等。

(7) 对治疗有效性、安全性和不良反应的评估。

2. 神经介导性晕厥的治疗

(1) 评价血管迷走神经性晕厥的危险性和预后。

(2) 尽量避免诱发因素,降低潜在的诱发因素(如情绪激动)以及避免引起情境晕厥的诱因。

(3) 调整或停用降压药。

(4) 起搏治疗心脏抑制型和混合型颈动脉窦过敏综合征。

(5) 直立性晕厥可以通过补充盐增加血容量、运动训练或头部抬高倾斜睡眠(>100)改善症状。

(6) 血管迷走神经性晕厥的患者可以进行倾斜训练。

(7) 血管迷走神经性晕厥的患者应进行等长运动锻炼等物理疗法。

(8) 心脏抑制型血管迷走神经性晕厥,发作频率>5次/年或严重创伤或事故、年龄>40岁,应植入起搏器。

(9) β受体阻断药无效。相反能加重某些心脏抑制型患者的心动过缓。

3. 直立性低血压的治疗

根据患者具体病情选择以下一项或多项:

(1) 鼓励患者长期多进食盐,并每天饮水2~2.5L扩充血管内容量。应用小剂量氟氢可的松(0.1~0.2mg/d),睡觉时高枕位。但应预防卧位/夜间高血压。

(2) 佩戴腹带和/或连裤袜预防重力引起的下肢和腹部血液蓄积。

(3) 应用便携式坐椅。

(4) 少量多餐,减少碳水化合物。

(5) 采取某些保护性姿势如双腿交叉站立或蹲位。

（6）进行腿部和腹部肌肉运动的项目特别是游泳。

（7）米多君 2.5~10mg tid，可能有效。

4. 心律失常性晕厥的治疗

对威胁生命和有造成外伤危险的心律失常引起的晕厥患者必须进行病因治疗。

（1）窦房结功能障碍（包括慢—快综合征）和房室传导系统疾病：可以应用起搏器治疗。

【起搏器治疗适应证】

①窦房结功能障碍导致晕厥。

②窦房结功能障碍导致有症状的心动过缓，虽无晕厥但必须使用引起或加重心动过缓的药物。

③二~三度房室阻滞导致晕厥。

④二~三度房室阻滞虽无晕厥但必须使用引起或加重心动过缓的药物。

【起搏器治疗相对适应证】

①不能证明晕厥系由于房室阻滞，但排除了其他原因，特别是室性心动过速。

②不明原因的晕厥，存在窦房结功能异常。

③长 QT 综合征伴有 2:1 房室阻滞或三度房室阻滞。

（2）室性心动过速（室速，VT）：VT 引起的晕厥，心脏正常或有心脏病心功能轻度受损的患者应选择药物治疗。首先应用Ⅲ类抗心律失常药物（特别是胺碘酮），心功能差的患者属于高危人群，应植入心脏复律除颤器（ICD）。

射频消融治疗是少数几种 VT 的首选治疗方法，特别是右室流出道 VT、束支折返性 VT 和维拉帕米敏感性左室性 VT。束支折返性 VT 伴有严重左心功能障碍者也可以植入 ICD。

【ICD 适应证】

①记录到晕厥的原因是 VT 或 VF（心室颤动，室颤），而且病因无法去除（如不能停用的药物）。

②药物治疗无效、不能耐受或不愿意接受药物治疗，电生理检查能诱发血液动力学明显异常的室速或室颤，且与临床不明原因的晕厥有关。无其他引起晕厥的疾病。

【ICD 相对适应证】

①伴有左室收缩功能障碍的不明原因晕厥患者，无其他引起晕厥的疾病。

②长 QT 综合征，Brugada 综合征，致心律失常性右室心肌病（ARVD）或肥厚型梗阻性心肌病（HCM），有猝死家族史，无其他引起晕厥的疾病。

③Brugada 综合征、致心律失常性右室心肌病，可诱发伴有严重血流动力学改变的室性心律失常，无其他引起晕厥的疾病。

④等待心脏移植的患者因室性快速性心律失常引起的严重症状（如晕厥）时。

⑤严重器质性心脏病患者的晕厥，有创或无创检查不能明确病因时。

【ICD 禁忌证】

①不明原因的晕厥，患者没有可诱发的室性快速性心律失常，亦没有器质性心脏病的证据。

②室颤或无休止性室速。

③由暂时或可逆性因素引起的心室快速性心律失常性晕厥（如急性心肌梗死、电解质紊乱、药物或肿瘤），认为纠正这些因素是切实可行的，并且可能从本质上减少心律失常复发的危险。

④严重的精神疾病可能因器械的置入加重或拒绝系统随访。

⑤终末期疾病，预期寿命小于 6 个月。

⑥冠心病左室功能异常、QRS 时限延长，而无频繁发作的或可诱发的持续或非持续性室速，其正要实施冠脉搭桥术。

⑦心功能 NYHA Ⅳ级，药物难治性充血性心衰，没有心脏移植的指征的患者。

（3）其他器质性心肺疾病：包括肺栓塞、肺动脉高压、心包压塞、主动脉狭窄、二尖瓣狭窄、心房黏液瘤等。这些疾病晕厥的机制也是多源性的，包括血流动力学障碍、心律失常和神经反射性机制。需要外科手术治疗。

5. 血管窃血综合征

锁骨下窃血综合征非常少见，但在晕厥患者中常见。这些患者可能由于先天性和获得性因素，伴有锁骨下动脉低血压引起同侧椎动脉血液倒流（特别是在上肢运动时），结果造成脑血流减少。外科手术或血管成形术治疗对这类晕厥患者可行、有效。

（陈玲　张传旗）

第五章 咯 血

一、概述

咯血是呼吸内科常见临床症状，占呼吸内科门诊量的7%~15%，也是呼吸内科经常遇到的急症之一。喉及喉以下的下呼吸道及肺出血，经后口咳出称为咯血。5%的咯血来自肺动脉系统出血，多数出血量不大；另外95%的咯血来源于支气管动脉，其血管腔内压力较高，出血量较大。大咯血可能引起失血性休克或窒息和顽固性低氧血症，从而可能导致生命危险甚至死亡。

大咯血的定义目前多数接受的标准是：24小时咯血量达600ml以上，或一次咯血500ml以上。

据统计有一百多种疾病可致咯血，主要原因有肺结核、支气管扩张、肺癌、肺炎等。

二、诊断

(一) 真性咯血和假性咯血鉴别

真性咯血：血色鲜红，常混有泡沫，镜检可见含铁血黄素巨噬细胞，pH值呈碱性。

假性咯血：相应特点见表5-1。

(二) 咯血的检查

咯血的检查包括常规检查和特殊检查。

1. 常规检查

(1) 病史：

①现病史：年龄，咯血起始和持续时间，出血部位，咯血量，痰的

性质，是否伴有胸痛或受伤史。

表 5-1 假性咯血鉴别

原因	病史	物理检查	实验室检查
鼻、口咽部出血	无或极少咳痰；鼻出血，刷牙出血	牙龈炎，鼻、鼻咽、口咽、下咽部及舌的毛细血管扩张、溃疡、裂口等	无
呕血（上消化道出血）	血色暗红或咖啡色，可能夹杂食物，无泡沫；可伴有恶心、呕吐，既往胃病等病史	上腹触痛，肝硬化等慢性肝病体征	呕血 pH 值呈酸性，鼻胃管吸引有血性液体，胃镜检查可明确
其他假性咯血	精神性疾病，不能证实相关主诉	阴性	需除外真性咯血

②既往史：吸烟史，结核接触史，心肺疾病，免疫性疾病，血液病等。

③系统回顾：鼻、咽、喉的症状，胃肠道症状，血尿等。

（2）物理检查：

①一般检查：神志情况，体位改变，生命体征，如呼吸、血压、脉搏、SaO_2 等。

②头颈部：鼻中隔溃疡，毛细血管扩张，口、咽、喉病变，淋巴结肿大。

③胸部：创伤或骨折，局限性喘鸣音，干湿罗音，心脏病理性杂音。

④肢体：杵状指、出血点及瘀斑。

（3）实验室检查：血液分析、尿液分析、电解质、肾功能、血气分析、痰涂片及培养（细菌、抗酸染色、真菌）、痰细胞学、结核菌素纯蛋白衍化物试验（PPD）或结核 T 淋巴细胞斑点试验（T-SPOT）检查、凝血功能及 D-二聚体检测等。

（4）心电图。

（5）胸部 X 线或 CT 扫描。

（6）支气管镜检查。

2. 特殊检查

（1）呼吸系统疾病：

①痰检查：结核菌、真菌、寄生虫及特殊染色检查，痰细胞学检查。

②支气管镜检查。

③高分辨 CT、支气管造影。

④肺活检。

⑤肾功能、抗核抗体（ANA）、类风湿因子（RF）、补体（C）、红斑狼疮（LE）细胞、抗肾小球基底膜抗体（AGBMA）等。

（2）心血管疾病：

①超声心动图。

②动脉血气（必要时吸空气和纯氧比较）。

③肺通气灌注扫描。

④肺血管造影、主动脉造影。

⑤心导管检查。

（3）血液病：凝血功能、骨髓穿刺检查。

(三) 咯血的诊断和大咯血处理流程

咯血的诊断流程见图 5-1，大咯血的处理流程见图 5-2。

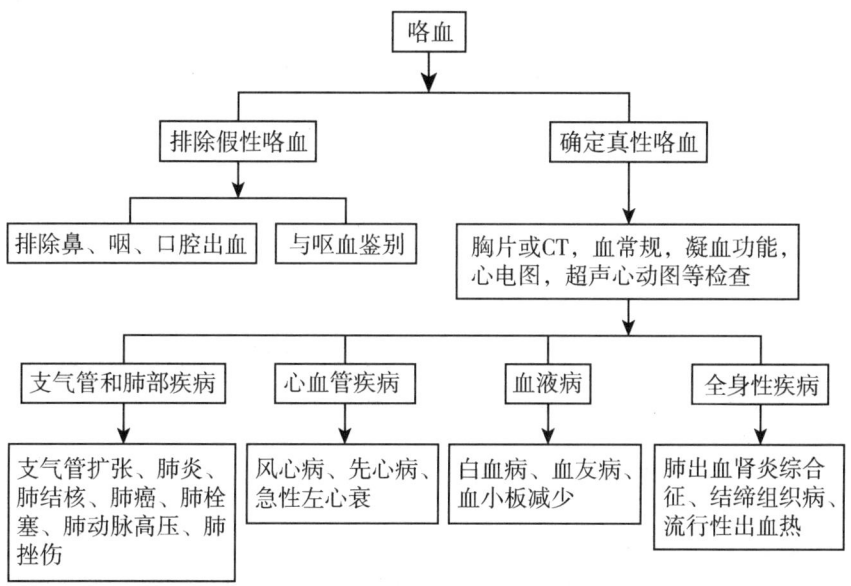

图 5-1　咯血诊断流程

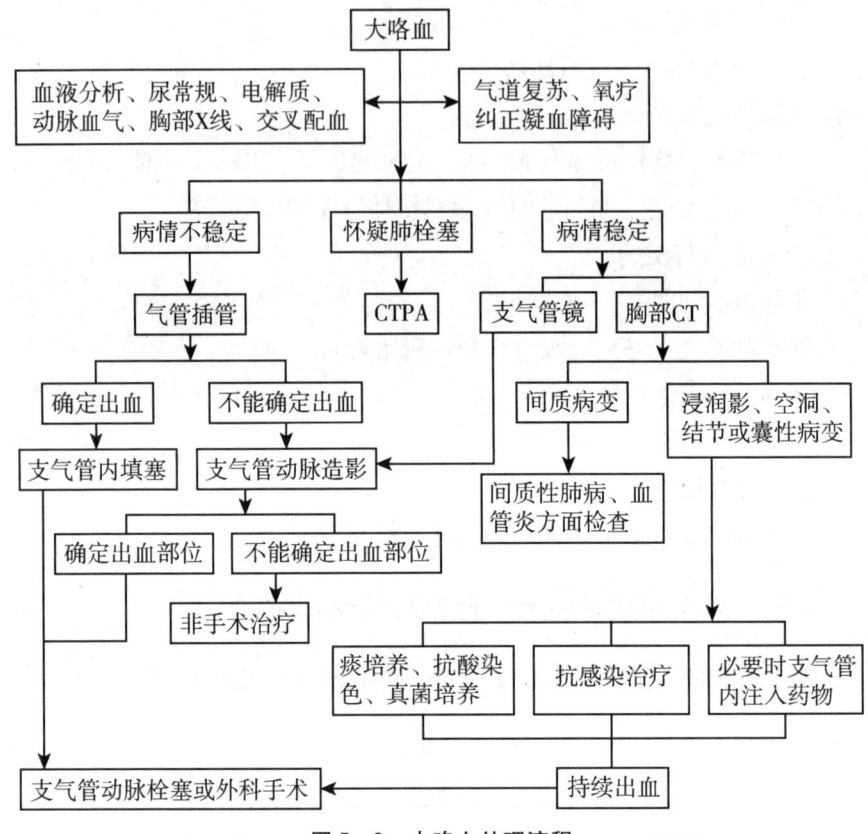

图 5-2 大咯血处理流程

注：CTPA 为 CT 肺动脉造影。

三、治疗

大咯血治疗的首要目标是保持气道的通畅和尽快控制出血，其次是治疗导致咯血的原发病，从而达到标本兼治的目的。

1. 保持气道通畅，防止窒息

（1）绝对卧床休息。

（2）头高位、患侧卧位，如病变部位不明取平卧位或半卧位，鼓励患者轻轻咳出气道内积血。

（3）床边监护神志、呼吸、心率、血压、血氧饱和度，如患者烦躁或恐惧，应安抚，必要时可使用安定适度镇静。

（4）床旁备吸引器、相应型号气管插管及人工呼吸器。

（5）查血型及配血。

2. 止血药物应用

（1）一般止血药：可选1~3种机制不同的药物配合应用。

①止血芳酸：有较强的抗纤维蛋白溶解作用。0.1~0.2g加入10%葡萄糖液静注（iv）或静滴（ivdrip），bid~tid，最大剂量每日2g。

②6-氨基己酸：阻止纤维蛋白溶酶形成，抑制纤维蛋白溶解。4~6g加入5%葡萄糖液静滴，bid~tid。

③酚磺乙胺：增加毛细血管抵抗力，增加血小板功能。0.5~1g加入5%葡萄糖液静滴，bid~tid。

④安络血：减低毛细血管通透性，增强其对损失的抵抗力。10~20mg肌注，bid~tid。

⑤维生素K1：10mg肌注，qd~bid。

⑥云南白药、云南红药胶囊：口服，2粒，tid。

（2）垂体后叶素：被誉为"内科止血钳"。可使肺小动脉收缩，降低肺静脉压，对咯血疗效显著。大咯血时，先5~10U加入20~40ml生理盐水或5%葡萄糖液中缓慢静注，后10~20U加入250~500ml生理盐水或5%葡萄糖液中静滴维持。可出现面色苍白、心悸、出汗、胸闷、腹痛、便意等不良反应。冠心病、高血压、肺心病、妊娠等慎用或避免使用。

（3）立止血：1KU iv qd。可有荨麻疹、出汗、焦虑、低血压、心率减慢等不良反应，如遇低血压、心率减慢则停用。

（4）血管扩张药：扩张血管，降低肺动脉压，减少肺血流量。

①酚妥拉明：10~20mg加入5% 250~500ml葡萄糖液中缓慢静滴，qd，5~7d。可引起低血压。

②硝酸甘油：5~10mg加入250~500ml 5%葡萄糖液中缓慢静滴，可与垂体后叶素合用。

（5）鱼精蛋白注射液：肝素拮抗剂，适用于肝素治疗导致的咯血。

50～100mg 加入 5%葡萄糖液 40ml 缓慢静注，qd～bid。不超过 3 天。

（6）糖皮质激素：经一般止血和垂体后叶素治疗无效者如无禁忌可加用，对肺结核和肺炎咯血疗效较好，同时注意加强抗感染治疗。泼尼松 30mg，qd。见效后逐步减量，疗程不超过 2 周。

3. 支气管镜治疗

出血量大可用硬质支气管镜清除大气道内积血，之后用纤维支气管镜（纤支镜）经硬质镜插入寻找出血部位，予以止血。出血量不大，可行气管插管，吸引出气道内积血后再使用纤维支气管镜观察和止血。操作前与患者和家属沟通，签署相关知情同意书。操作时常规给氧和监护。

经支气管镜止血方法：

（1）冷盐水支气管灌洗：4℃生理盐水或 500ml 生理盐水中加入肾上腺素 3～4mg，分次少量注入相应出现支气管内，停留 30～60 秒后再吸引，反复多次灌洗，直至出现停止。

（2）局部用药：出血部位局部使用药物如 0.1%肾上腺素 0.5～1ml、凝血酶、麻黄素 30mg 等。

（3）气囊导管堵塞：经纤维支气管镜放入气囊导管到出血部位，向气囊内注入适量生理盐水或空气使气囊膨胀将出血支气管堵塞。气囊压不超过 30mmHg，放置 24 小时后松解观察数小时，无出血可拔除。

（4）气管支气管内冷冻、激光等介入治疗止血。

（5）支气管动脉造影和栓塞治疗：经动脉造影确定出血部位后使用明胶海绵等进行栓塞止血。止血效果迅速可靠，但仍有一定的复发率，可能因不完全栓塞、异常血管再生、栓塞血管再通等造成。

（6）外科手术：内科治疗未能控制的大咯血，需要紧急手术。另外，内科治疗有效，为根治咯血原发病无禁忌可考虑外科手术。

4. 咯血并发症的处理

（1）失血性休克：立即予以输液，输血或血浆，补足血容量。补足血容量后仍存在低血压可使用血管活性药物，如多巴胺 40～100mg（或加用间羟胺 20～40mg）加入生理盐水或 10%葡萄糖液中静滴，滴速根据血压水平调整，使收缩压维持在 80~90 mmHg。

（2）窒息：大咯血时最严重的并发症，死亡率高。应立即采取抢救措施，取头低脚高位，或抱起患者使其头朝下，助手托起下颌，清理口腔及咽喉积血，并经鼻插入较粗吸引管强力吸引。或快速用力冲击患者腹部以清除气道内积血。

（3）肺不张：鼓励患者咳嗽，加强吸引或引流排痰，慎用镇咳药物。气道分泌物黏稠不易咳出可应用雾化吸入湿化气道，使用祛痰药物。必要时使用支气管镜吸出血块等。

（4）吸入性肺炎：可使用广谱抗菌药物。如为肺结核咯血，应加用抗结核药。

（吴健卫　王圣方）

第六章 呼吸困难

一、概述

呼吸困难既是症状，又是体征。按病程可分为急性呼吸困难（数分钟至数小时）和慢性呼吸困难（数日至数年不等）。

二、病因

呼吸困难的病因有以下几类，见表6-1。

表6-1 呼吸困难的病因分类

呼吸困难	病因
环境所致呼吸困难	火灾、高海拔等所致缺氧、中暑
气道、肺源性疾病	喉头水肿，气道异物，疾病所致支气管狭窄，支气管、肺部炎症，结核、肿瘤等，哮喘、慢性阻塞性肺疾病（慢阻肺，COPD）、气（血）胸、胸腔积液、肺不张、阻塞性睡眠呼吸暂停综合征、肺间质病变等
心脏及血管、纵隔等	心力衰竭、肺水肿、心绞痛、心肌梗死、心包积液 肺动脉高压、肺血栓栓塞 胸腺肿瘤、纵隔气肿、膈疝
血液疾病	重度贫血
神经、肌肉疾病	重症肌无力、脑出血
毒物中毒	有机磷中毒、毒品过量、其他毒物中毒
心理性因素	癔病
其他	高热、电解质紊乱、代谢性酸中毒、药物不良反应、肥胖症等

三、诊治流程

1. 诊断

（1）详细问诊和全面体检：问诊包括呼吸困难发生的速度、严重程度、诱因、伴随症状、既往史、个人史等。体检除了重点检查胸部外，还应仔细检查有无发绀，并行神经系统和甲状腺等检查。

（2）实验室检查：血液分析、尿液分析、电解质、肝肾功能、血糖、血气分析、甲状腺功能、BNP等。

（3）特殊检查：胸部X线或CT、心电图、超声心动图、肺功能（包括支气管激发或舒张试验），必要时行支气管镜检查、磁共振成像（MRI）、正电子发射断层扫描（PET-CT）等。

2. 呼吸困难程度的判断

按休·琼斯（Hugh-Jones）提出的呼吸困难程度分级：

1度：能与同龄健康人一样工作、步行，爬坡上台阶时稍感呼吸急促。

2度：能与同龄健康人一样步行，但是爬坡及上台阶时明显不如健康人。

3度：即使在平地也不能像健康人一样步行，按自己的速度可步行0.5~2.5千米。

4度：步行50米以上就必须休息，否则难以继续步行。

5度：说话、穿衣、洗漱也感呼吸急促，不能户外活动。

3. 肺源性呼吸困难的临床特点

肺源性呼吸困难的类型、临床特点和提示疾病见表6-2。

表 6-2　肺源性呼吸困难临床特点

类型	临床特点	提示疾病
吸气性呼吸困难	吸气延长、费力、三凹征、吸气性喘鸣	喉、气管、大支气管狭窄阻塞（炎症、肿瘤、异物）
呼气性呼吸困难	呼气延长、费力、呼气性喘鸣	细支气管狭窄阻塞（哮喘、慢性支气管炎等）
混合性呼吸困难	吸气、呼气均感困难，兼有上述二者特点	肺病变广泛、胸腔大量积液、气胸等

4. 急慢性呼吸困难的诊治流程

慢性劳力性呼吸困难常由肺、心脏疾病引起，肺功能检查及心功能检查、BNP（脑钠肽）及 NT-proBNP（N 端前脑钠肽）检测能提供有价值的依据。图 6-2 介绍了慢性呼吸困难的诊治流程。

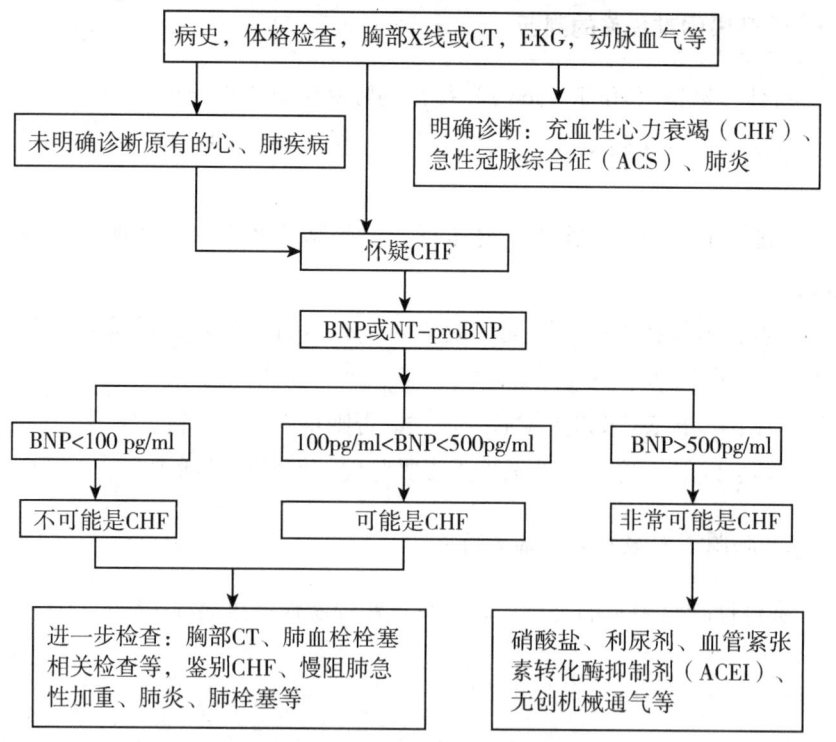

图 6-2　慢性呼吸困难诊治流程

急性呼吸困难的鉴别和早期诊治流程见图6-3。

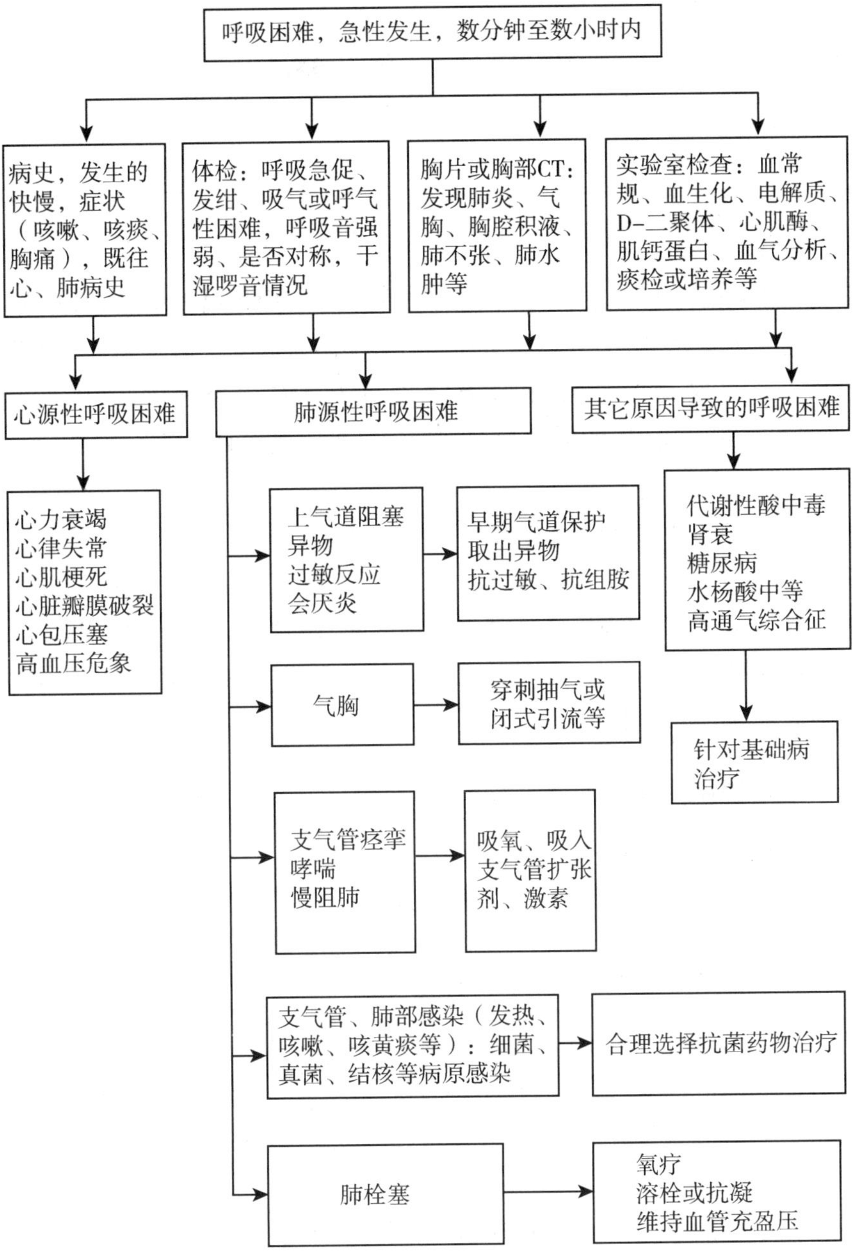

```
呼吸困难，急性发生，数分钟至数小时内
```

- 病史，发生的快慢，症状（咳嗽、咳痰、胸痛），既往心、肺病史
- 体检：呼吸急促、发绀、吸气或呼气性困难，呼吸音强弱、是否对称，干湿啰音情况
- 胸片或胸部CT：发现肺炎、气胸、胸腔积液、肺不张、肺水肿等
- 实验室检查：血常规、血生化、电解质、D-二聚体、心肌酶、肌钙蛋白、血气分析、痰检或培养等

心源性呼吸困难
- 心力衰竭
- 心律失常
- 心肌梗死
- 心脏瓣膜破裂
- 心包压塞
- 高血压危象

肺源性呼吸困难
- 上气道阻塞、异物、过敏反应、会厌炎 → 早期气道保护、取出异物、抗过敏、抗组胺
- 气胸 → 穿刺抽气或闭式引流等
- 支气管痉挛、哮喘、慢阻肺 → 吸氧、吸入支气管扩张剂、激素
- 支气管、肺部感染（发热、咳嗽、咳黄痰等）：细菌、真菌、结核等病原感染 → 合理选择抗菌药物治疗
- 肺栓塞 → 氧疗、溶栓或抗凝、维持血管充盈压

其它原因导致的呼吸困难
- 代谢性酸中毒
- 肾衰
- 糖尿病
- 水杨酸中毒
- 高通气综合征
→ 针对基础病治疗

图6-3 急性呼吸困难诊治流程

（吴健卫　钟瑶）

第七章 高 热

一、概述

健康人的体温恒定在36.2℃~37.2℃，一日内体温波动在1℃左右。发热是致热源的作用使体温调节中枢的调定点上移而引起的调节性体温升高。测量腋温从程度来分有低热（37.5℃~38℃）、中等发热（38.1℃~39℃）、高热（39.1℃~41℃）、超高热（41℃以上）。

二、病因及临床表现

发热病因非常庞杂，有约5%~10%的长期发热病因不能明确。如能详细询问病史，进行详尽的体格检查及必要的实验室和辅助检查，绝大多数发热的病因可以查明。

1. 观察体温与热型

许多疾病的发热有特殊的热型，对临床诊断有一定的提示作用。
（1）常见的热型及特点：见表7-1。

表7-1 常见热型特点及病因

热型	特点	常见疾病
稽留热	体温持续在39℃~40℃，达数天或数周之久，24小时内体温波动不超过1℃	大叶性肺炎、伤寒、副伤寒、斑疹伤寒、恙虫病
弛张热	体温在24小时内波动达2℃或更多	结核病、败血症、局灶性化脓性感染、支气管肺炎、渗出性胸膜炎、感染性心内膜炎、风湿热、恶性网状细胞病等，也见于伤寒和副伤寒

续表

热型	特点	常见疾病
间歇热	体温突然上升达到39℃以上，往往伴有恶寒或寒战，历数小时后又下降，大汗淋漓，经一至数天后又突然升高。如此反复发作	间日疟、三日疟的特点，也可见于化脓性局灶性感染
波状热	体温在数天内逐渐上升至高峰，然后逐渐下降至正常或微热状态，不久又再发热，呈波浪状起伏	布鲁菌病、恶性淋巴瘤、脂膜炎周期热等
再发热	高热期与无热期各持续若干天，周期地互相交替	回归热、鼠咬热等
不规则热	发热持续时间不定，变动无规律	流感、支气管性肺炎、渗出性胸膜炎、感染性心内膜炎、恶性疟、风湿热等
双峰热	体温曲线在24小时内有两次高热波峰，形成双峰	黑热病、恶性疟、大肠埃希菌败血症、铜绿假单胞菌败血症等
双相热	第一次热程持续数天，然后经一至数天的解热，又突然发生第二次热程，持续数天而完全解热	某些病毒感染，如脊髓灰质炎、脑膜炎、登革热、麻疹以及病毒性肝炎等

（2）注意事项：

①临床上热型由于受很多因素的影响而不具有典型性。

②分析热型时，还应注意到两种或两种以上热型同时存在或先后出现的现象。

③也有学者将波状热与再发热归为"反复发热"。

④后发热：此型与双相热较难区分，一般是指某些感染性疾病在退热一至数天后再次出现发热。有学者提出分析后发热与第二次发热时应该考虑到以下几种情况：a. 其他感染性疾病经治疗好转，但不彻底，停药复发。b. 细菌感染疾病抗菌显效，但病原菌并未完全消灭而转为L型细菌再次发热。c. 在原发病用药控制退热后，一直未停药随后再发热应考虑药物热。d. 反复发热疾病的第二次发热。e. 在原发病已经好转、控制的情况下，并发有关或无关的新并发症。

2. 热程与伴随症状

热程的诊断有较大的参考价值（表7-2）。

表7-2 热程与常见疾病及特点

热程	常见疾病
短热程 （少于1个月）	1. 感染性疾病：较多见，病原体可为病毒、支原体、衣原体、立克次体、细菌、真菌等。（1）临床上最常见的是病毒感染引起的感冒、流行性感冒、上呼吸道感染等，大多以突发畏寒、高热起病，伴或不伴有流涕、鼻塞、打喷嚏、咽痛等症状，可有头痛、全身肌肉酸痛等；辅助检查可发现血常规中白细胞总数正常或降低。（2）一些传染性病毒感染性疾病，也多以上呼吸道症状为首发。例如：流行性腮腺炎、脊髓灰质炎、麻疹、流行性出血热、传染性单核细胞增多症等。诊断时应注意发病的季节。 2. 非感染性疾病：此类疾病出现短热程的也并不少见，也可表现为不同的热度。手术后的短程发热，在不超过38℃的情况下，多被认为是局部吸收所致。此外，部分与自身免疫机制有关的疾病也可表现为短热程，如亚急性甲状腺炎、强直性脊柱炎、Reiter综合征等。
中热程 （1~3个月）	1. 感染性疾病：（1）多见于原发病基础上合并其他感染，或原发病隐匿或迁延未愈。前者可见于病毒、支原体、衣原体基础上的细菌感染或在一般细菌感染基础上，由于机体抵抗力下降，药物治疗如长期使用广谱抗生素、激素等因素引起条件致病菌、耐药菌或真菌的感染。后者多见于一般性细菌的隐匿性感染，如隐源性病灶所致的感染，往往由于临床上查找病灶困难，致使病程迁延。此类病灶可隐匿于泌尿、肝胆、盆腔生殖系统等部位，在热型上可表现为低、中或高热，或反复交替出现。（2）在特异性感染中，最常见的是结核菌感染。病灶可位于肺内或肺外，患者可表现为长期午后低热，甚至反复查找而不能明确病位，在行试验性抗结核治疗下，体温才缓慢下降。（3）其他病原体及原虫感染所致的中热程可见于螺旋体、蠕虫、鞭毛虫、弓形虫、阿米巴原虫、血吸虫等。 2. 结缔组织病：这部分疾病侵犯多器官，以皮肤、浆膜腔、肝、肾损害为表现，热型可表现为多样性，有时常与合并症同时出现，加之有些结缔组织病有一定的自限性，易被临床忽视，造成或误诊，使热程延长。

续表

热程	常见疾病
长热程 （3个月以上）	1. 在这部分疾病中，以免疫系统疾病、肿瘤为多见，感染性疾病相对少见（HIV及结核感染）。此型需注意患者的发热症状可有反复，并非是发热持续达3个月以上，热型不一，可有相应疾病的伴随症状。 2. 血液病及恶性实体肿瘤性疾病：血液分析或骨髓象检查、影像学发现占位及肿瘤标志物升高等。热型多样化，临床上更多见于合并感染所致的发热。恶性肿瘤均可由肿瘤本身引起发热，成为中长热程。 3. 神经功能性发热：有少数患者可有此类型发热，以低热为主，多见于女性，夏季好发，体温一般不超过38℃。 4. 其他：贫血、甲亢、术后低热、感染后低热等。

三、诊断流程

1. 询问病史

临床医师应仔细询问患者一天中体温的波动情况，了解近期内体温的走行趋势，从而为判定体温的形态提供依据。应着重从以下几点有针对性地询问：

（1）发热类型：有一定的提示意义。

（2）发热时间：急性、慢性，午后、夜间，用药过程中的发热情况等，可提供一定线索。

（3）伴随症状：高热伴呼吸道症状，应考虑流感、肺炎、肺脓肿、脓胸等呼吸系统疾病；低热伴盗汗和乏力等，多见于结核；伴胸痛可能为胸膜疾病和肺部病变，如肺炎、肺癌以及空洞性肺结核；伴咯血时应除外肺癌、肺结核和支气管扩张，以及肺栓塞和肺血管炎；高热伴头痛、意识障碍应考虑中枢系统感染，如流行性脑膜炎、结核性脑膜炎；伴尿频、尿急、尿痛，应排除泌尿系感染。

（4）年龄、性别：青少年应考虑感染性疾病；男性40岁以上吸烟者，应考虑支气管肺癌继发感染、慢性支气管炎急性发作；青少年女性长期发热伴咳嗽，应注意支气管内膜结核等，女性长期发热应除外结缔组织疾病。

（5）流行病学和个人史：诊断发热性疾病必须有流行病学背景，因为不同的地区、季节，其感染性疾病谱各异。最近居住地、旅行饮食、接触家畜、野生动物和鸟，以前是否有急性感染性疾病，是否接触过肺结核患者等都可以提供感染的线索。

2. 体格检查

应着重检查皮肤有无出血点，淋巴结有无肿大，肺部有无啰音，心脏有无杂音，肝脾有无肿大，腹部有无肿块。男性应注意睾丸的检查。

3. 实验室检查

（1）血液学检查：发热患者血液检查常有异常。贫血、血小板减少、白细胞减少或形态异常提示血液系统疾病，白细胞增高或出现分类异常及中毒颗粒提示感染。血培养阳性提示败血症或脓毒血症。各种血清抗体检查可诊断相应病原体的感染。

（2）免疫指标和免疫功能检查：有助于结缔组织病和肺部特殊感染所致的发热诊断，如艾滋病、SLE（系统性红斑狼疮）、DM（糖尿病）和各种血管炎。

（3）脑脊液检查：根据腰穿时脑脊液压力、蛋白量及细胞数和病原体检查，有助于诊断流行性脑膜炎和结核性脑膜炎或病毒性脑膜炎。

（4）尿便常规：有助于泌尿系感染等诊断。

（5）痰液检查：了解痰的量、色、气味及性质具有诊断价值，如大量脓痰多见于支扩、脓肿。同时进一步行痰细菌学培养和痰涂片寻找结核杆菌、癌细胞、肺吸虫卵、阿米巴滋养体等具有重要诊断意义。

4. 特殊检查及处理

（1）X线胸片及CT检查。

（2）骨髓活检。

(3) 肝穿刺活检。
(4) 淋巴结活检。
(5) 诊断性治疗。

四、发热的处理流程

见图 7-1。

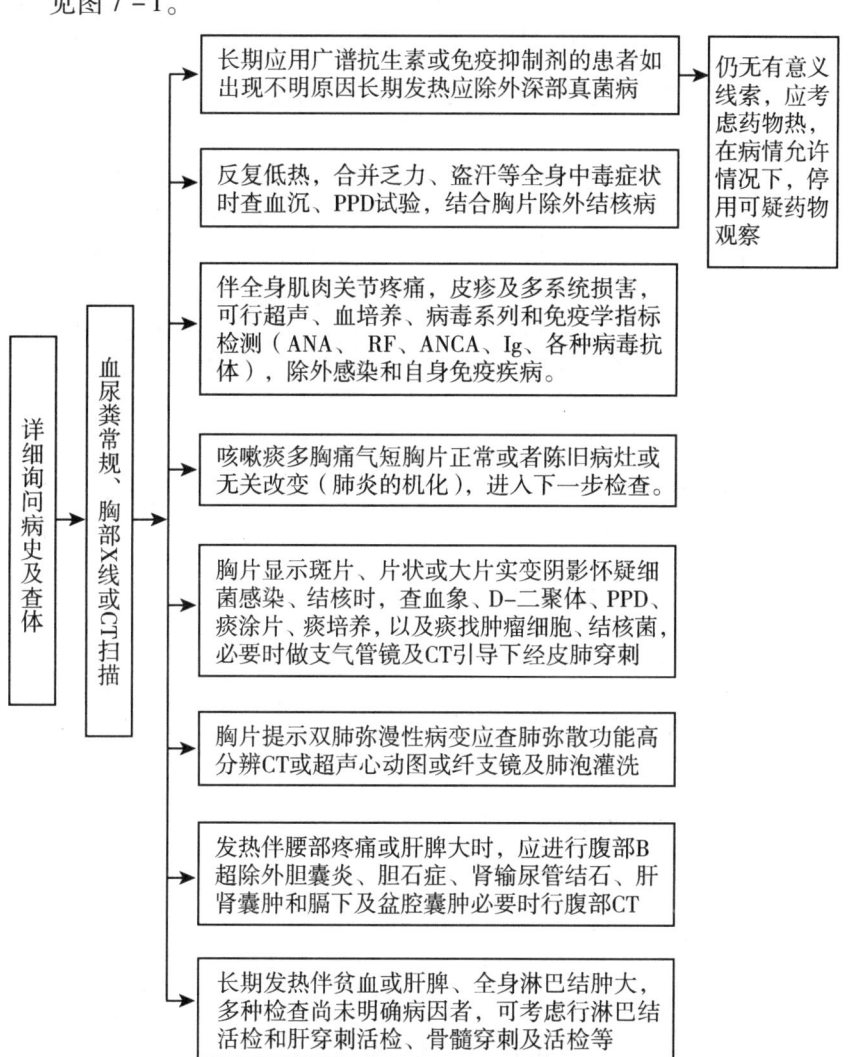

图 7-1　发热的处理流程

五、高热的处理流程

见图7-2。

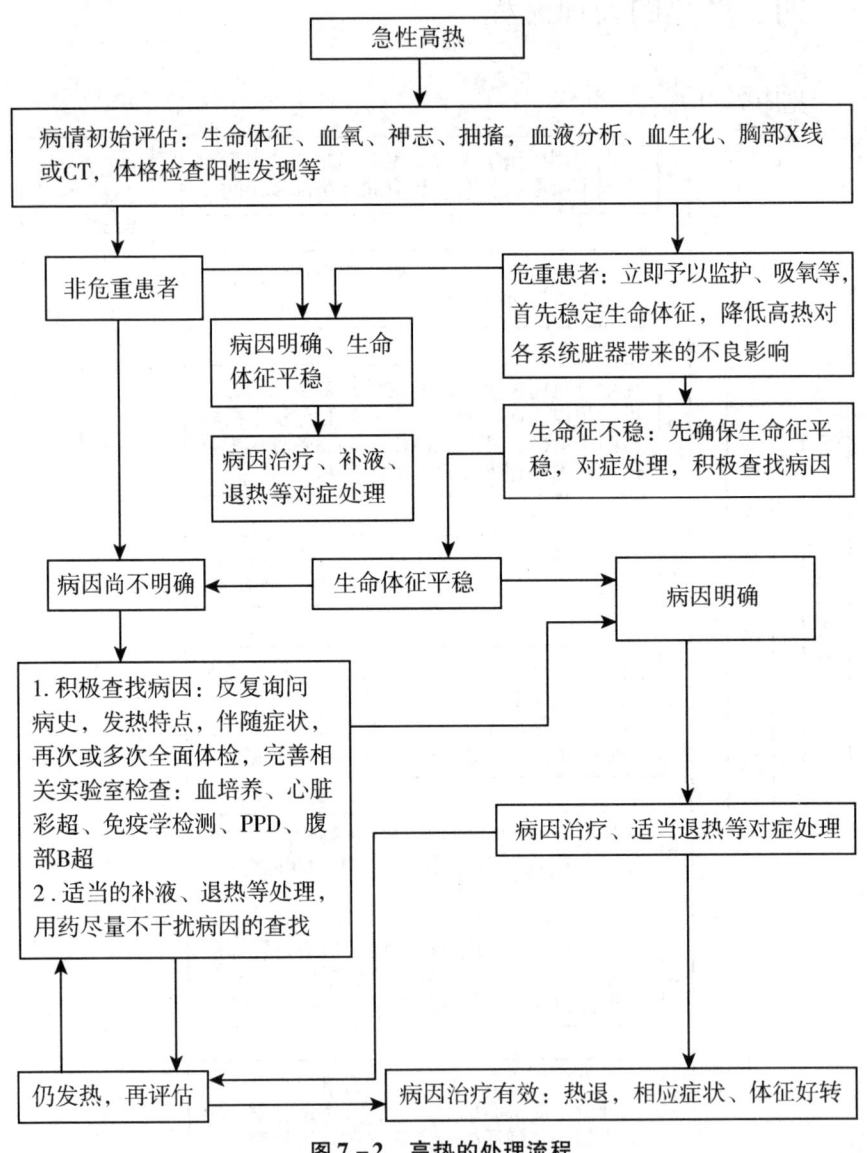

图7-2 高热的处理流程

(吴健卫 龚敏勇)

第八章 急性腹痛

一、概述

腹痛（abdominal pain）是临床常见的症状，也是促使患者就诊的原因。腹痛多由腹内组织或器官受到某种强烈刺激或损伤所致，也可由胸部疾病及全身性疾病所致。此外，腹痛又是一种主观感觉，腹痛的性质和强度不仅受病变情况和刺激程度影响，而且受神经和心理等因素的影响。腹痛在临床上常分为急性与慢性两类。急性腹痛是指发生于1周之内，由各种病因引起腹腔内外脏器病变而导致的腹部疼痛。严重的急腹症一般不超过24小时。

二、病因分类

1. 腹腔脏器的急性炎症

（1）急性胃肠炎。
（2）胆囊炎、胆石症。
（3）急性胰腺炎。
（4）急性阑尾炎。
（5）急性出血性坏死性小肠炎。
（6）急性肠系膜淋巴结炎。
（7）急性菌痢及阿米巴痢疾。

2. 腹腔脏器破裂、穿孔

（1）胃十二指肠溃疡急性穿孔。
（2）急性肠穿孔。

(3) 肝破裂。

(4) 脾破裂。

(5) 异位妊娠破裂。

(6) 卵巢破裂。

3. 腹腔脏器阻塞、扭转及血管病变

(1) 急性肠梗阻：从病因角度分为机械性、麻痹性和自发性3种；从局部病理改变方面又分为单纯性和绞窄性两种。临床上以急性机械性肠梗阻最常见。其主要原因为：扭转、套叠、蛔虫、肿瘤、结核、疝嵌顿等，其中肠粘连最为多见。

(2) 卵巢囊肿蒂扭转。

(3) 胆道蛔虫。

(4) 肾、输尿管结石。

(5) 急性肠系膜动脉栓塞和腹主动脉夹层。

4. 胸部疾病

(1) 急性心肌梗死。

(2) 急性心包炎。

(3) 肺炎球菌性肺炎。

三、常见急腹症的临床特征

如表8-1。

表8-1 常见急腹症的临床特征

病名	病史和（或）诱因	腹痛特点	伴随症状	腹部体征	实验室及器械检查
急性胃肠炎	常有暴饮暴食或不洁饮食史	逐渐加重的上腹部疼痛或脐周阵发性绞痛	呕吐，腹泻较为频繁，常为水样便	中上腹或脐周轻压痛，有肠鸣音亢进	便常规化验白细胞增多及有黏液

续表

病名	病史和（或）诱因	腹痛特点	伴随症状	腹部体征	实验室及器械检查
急性菌痢及阿米巴痢疾	不洁饮食史或痢疾接触史	菌痢常引起左下腹痛，阿米巴痢疾常导致右下腹痛	菌痢：发热，脓血便及里急后重感；阿米巴痢疾：暗红色果酱样大便，腐败腥臭	腹软，轻度压痛	便常规可见红细胞、白细胞，阿米巴痢疾可见阿米巴滋养体或包囊
急性阑尾炎		转移性右下腹痛，逐渐加剧	体温略升，恶心，呕吐	麦氏点压痛	血白细胞增高
急性胆囊炎、胆道感染、胆石症	多在饱餐或进食油腻食物后发作，多见于中年女性	持续性右上腹痛，向右肩背部放射	寒战，发热，黄疸，毒血症	右上腹明显压痛，Murphy征阳性，有时可触及肿大的胆囊	血白细胞升高，尿胆红素阳性，肝功能异常，ERCP检查可发现胆道充盈缺损、胆总管增宽
胆道蛔虫病	有吐蛔虫史	剑突下剧烈钻顶样疼痛，辗转不安，间歇期隐痛或不痛	恶心，呕吐，发热，黄疸，有时可吐出蛔虫	剑突下深压痛，与腹痛程度不相称	血白细胞增高、嗜酸性粒细胞升高，大便可找到蛔虫卵
急性胰腺炎	胆道疾病史，暴饮暴食、饮酒史	突发中上腹或偏左剧烈疼痛，可向后背部放射	恶心，呕吐，发热，腹胀	中上腹和（或）左上腹压痛，重症可有反跳痛和肌紧张	血、尿淀粉酶增高，重者可不高；血钙下降，血糖升高；CT显示胰腺水肿，周围渗出，重者可有坏死灶
腹型过敏性紫癜	过敏原刺激	脐周或下腹部突然发作性腹部绞痛	皮肤紫癜，恶心，呕吐	脐周或下腹部疼痛	毛细胞血管脆性试验阳性，嗜酸性粒细胞升高

续表

病名	病史和(或)诱因	腹痛特点	伴随症状	腹部体征	实验室及器械检查
胃十二指肠溃疡急性穿孔	中青年多见，有溃疡病史	先中上腹痛，后可扩散至全腹，剧烈疼痛呈刀割样	被动体位，恶心，呕吐，重者可有休克	全腹压痛，反跳痛，肌紧张，呈板状腹，肝浊音界消失	腹X线平片显示膈下游离气体
粘连性肠梗阻	曾有腹部手术或腹膜炎史	脐周或全腹阵发性绞痛	恶心，呕吐，腹胀，停止排气排便	脐周或全腹压痛，可见肠型或蠕动波，发生绞窄时，可有腹膜刺激征	腹X线平片显示肠腔扩张，并有液平
肾输尿管结石	过去可能有反复发作史	一侧腹部或腰部剧烈阵发性绞痛，向腹股沟或外生殖器放射	腰痛，恶心，呕吐，尿频，尿急等	肾区叩痛，一侧腹部压痛	尿常规检查可见红细胞；X线平片或肾盂造影显示结石
急性肠系膜动脉栓塞	有动脉硬化或心脏瓣膜病，房颤史，中老年多见	腹部剧烈持续疼痛，阵发性加剧	呕吐频繁，可有休克	早期症状重，体征轻，随病情进展可出现明显压痛及腹膜刺激征	血红蛋白升高，诊断性腹穿可抽出血性液体，B超显示肠壁水肿增厚
肝脾肠系膜破裂	腹部暴力压迫或挫伤	全腹疼痛	失血性休克	肝脾或系膜区压痛，波及全腹有移动性浊音	血红蛋白进行性下降，腹腔穿刺抽出鲜血
外伤性空腔脏器破裂	腹部暴力压迫或挫伤	先局限后扩散至全腹，开始为锐痛，后成持续性痛	可有恶心、呕吐、发热及休克	局限或全腹腹膜刺激征，肝浊音界消失，肠鸣音减弱或消失	血红蛋白增高，腹腔穿刺可抽出肠内容物或渗出液

四、诊治流程和定位诊断

急性腹痛诊治规范流程见图8-1,具体定位诊断见图8-2。

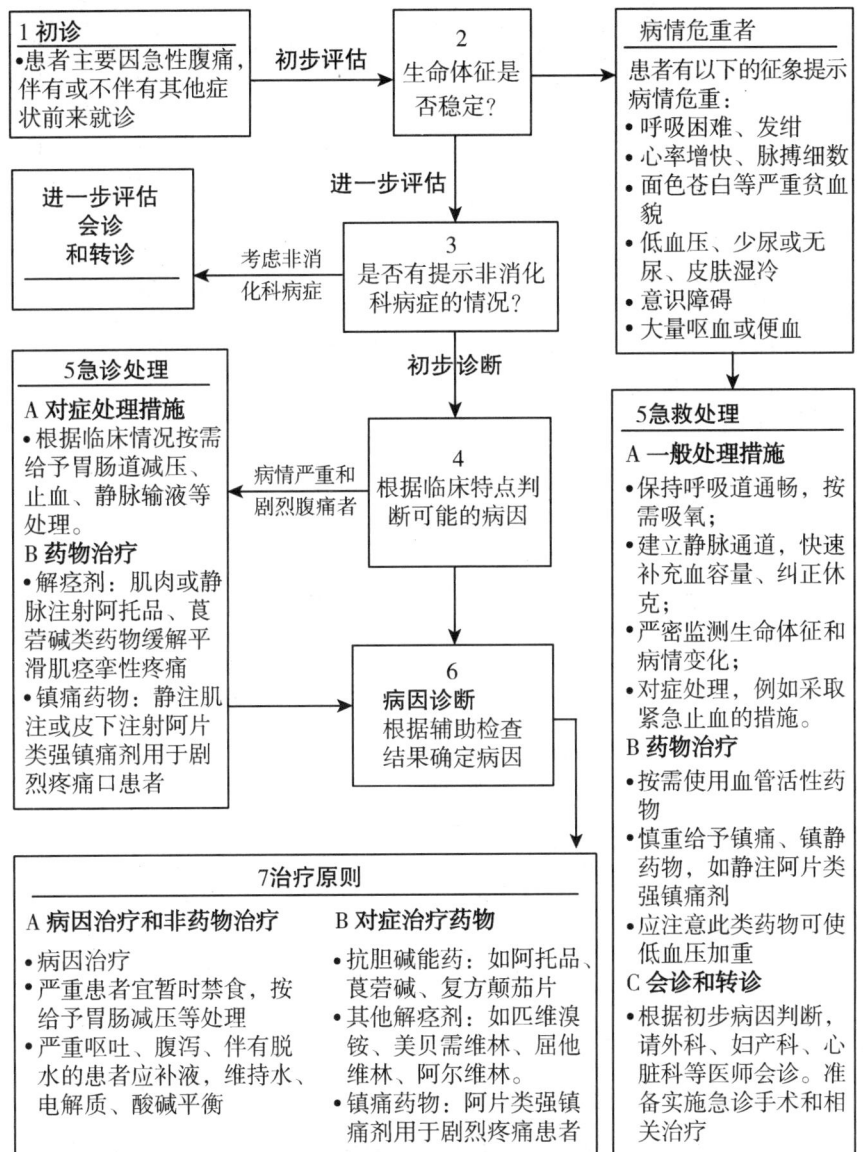

图8-1 急性腹痛诊治规范流程

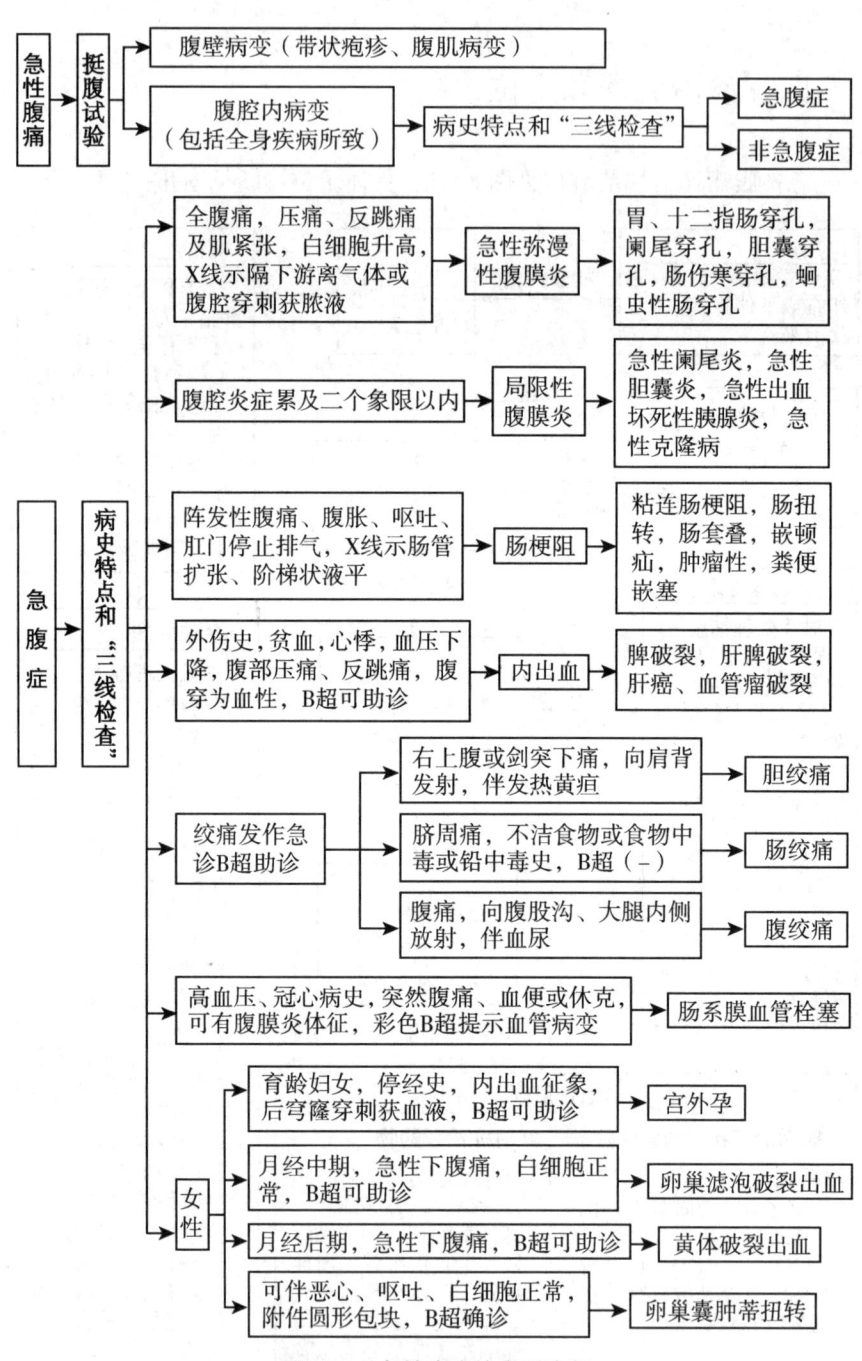

图 8-2 急性腹痛的定位诊断

五、治疗

腹痛者应查明病因,针对病因进行治疗。有些如绞窄性肠梗阻、胃肠道穿孔、坏死性胰腺炎、急性阑尾炎等尚应及时进行手术治疗。

1. 一般治疗

(1) 禁食,输液,纠正水、电解质和酸碱平衡的紊乱。
(2) 积极抢救休克。
(3) 有胃肠梗阻者应予胃肠减压。
(4) 应用广谱抗生素以预防和控制感染。
(5) 可酌用解痉止痛剂,除非诊断已经明确应禁用麻醉止痛剂。
(6) 其他对症治疗。

2. 腹痛处理及治疗原则

(1) 急性腹痛者,应根据腹痛的性质、部位、持续时间及有无放射痛等特点,并结合随之产生的伴随症状以及腹部体检的结果,初步做出可能的诊断。

(2) 根据初步诊断的结果,应及时进行必要的化验或特殊检查。如三大常规,血、尿淀粉酶,肝肾功能,腹部或下腹部 B 超检查(包括泌尿系统及盆腔),腹部平片,胸片,必要时行 CT 或 MRI 检查;老年人还应作心电图等检查,以便及时明确诊断。

(3) 对急性腹痛者,还应随时观察患者病情变化及生命体征,包括体温、脉搏、呼吸、血压及尿量变化等。

(4) 对急性腹痛者,在未明确诊断前,不能给予强效镇痛药,更不能给予吗啡或哌替啶(杜冷丁)等麻醉性镇痛药,以免掩盖病情或贻误诊断。只有当诊断初步确立后,始能应用镇痛药或解痉药,缓解患者的痛苦。

(5) 已明确腹痛是因胃肠穿孔所致者,应禁食,补充能量及电解质,并应及时应用广谱抗生素,为及时手术治疗奠定良好的基础。

(6) 如急性腹痛是因肝或脾破裂所致时（如肝癌癌结节破裂或腹外伤致肝脾破裂等），腹腔内常可抽出大量血性液体，患者常伴有失血性休克，此时，除应用镇痛药外，还应积极补充血容量等抗休克治疗，为手术治疗创造良好条件。

(7) 腹痛是因急性肠梗阻、肠缺血或肠坏死或急性胰腺炎所致者，应禁食并上鼻胃管行胃肠减压术，然后再采用相应的治疗措施。

(8) 已明确腹痛是因胆石症或泌尿系结石所致者，可给予解痉药治疗。胆总管结石者可加用哌替啶（杜冷丁）治疗。

(9) 生育期妇女发生急性腹痛者，尤其是中、下腹部剧痛时，应询问停经史，并及时作盆腔 B 型超声波检查，以明确有无宫外孕、卵巢囊肿蒂扭转等疾病。

(10) 急性腹痛患者，虽经多方检查不能明确诊断时，如生命体征尚平稳，在积极行支持治疗的同时，仍可严密观察病情变化。观察过程中如症状加重，当疑及患者有内脏出血、肠坏死、空腔脏器穿孔或弥漫性腹膜炎时则应及时剖腹探查，以挽救患者生命。

(龚锦文　吴崇杰)

第九章 上消化道出血

一、概述

上消化道出血（upper gastrointestinal hemorrhage）系指屈氏（Tretiz）韧带以上的消化道，包括食管、胃、十二指肠或胰、胆等病变引起的出血；胃空肠吻合术后的空肠病变出血亦属此范围。

上消化道大量出血一般指在数小时内的失血量超出1000ml或循环血容量的20%，其主要临床表现为呕血和（或）黑粪，往往伴有血容量减少引起的急性周围循环衰竭。这是临床常见的急症。

二、病因分类

上消化道大量出血的病因很多，常见者有消化性溃疡、急性胃黏膜损害、食管胃底静脉曲张和胃癌。在临床上也应考虑一些少见或罕见的病因，以免造成漏诊与误诊。

上消化道大量出血的病因可归纳列述如下：

1. 上胃肠道疾病

（1）食管疾病：食管炎（反流性食管炎、食管憩室炎），食管癌，食管消化性溃疡，食管损伤。

（2）胃十二指肠疾病：消化性溃疡，急性胃炎（非类固醇抗炎药如乙酰水杨酸、保泰松、吲哚美辛等或嗜酒引起的急性胃黏膜损害），慢性胃炎，胃黏膜脱垂，胃癌，急性胃扩张，十二指肠炎，卓艾（Zollinger-Ellison）综合征，胃手术后病变（胆汁反流性吻合口炎与残胃炎、缝线引起吻合口与残胃黏膜糜烂、残胃癌）。

（3）空肠疾病：空肠克隆病，胃肠吻合术后空肠溃疡。

2. 门静脉高压引起食管、胃底静脉曲张破裂

（1）结节性肝硬化，血吸虫病性肝纤维化，胆汁性肝硬化等。

（2）门静脉阻塞：门静脉炎，门静脉血栓形成，门静脉受邻近肿块压迫。

（3）肝静脉阻塞综合征（Budd–Chiari syndrome，BCS）。

3. 上胃肠道邻近器官或组织的疾病

（1）胆道出血，胆管或胆囊结石，胆道蛔虫病，胆囊或胆管癌，术后胆总管引流管造成的胆道受压坏死，肝癌、肝脓肿或肝动脉瘤破入胆道。

（2）胰腺疾病累及十二指肠，胰腺癌，急性胰腺炎并发脓肿溃破。

（3）动脉瘤破入食管、胃或十二指肠，主动脉瘤、肝或脾动脉瘤破裂。

（4）纵隔肿瘤或脓肿破入食管。

4. 全身性疾病

（1）血液病：白血病，血小板减少性紫癜，血友病，弥散性血管内凝血及其他凝血机制障碍。

（2）尿毒症。

（3）血管性疾病：动脉粥样硬化，过敏性紫癜，遗传性出血性毛细血管扩张（HHT，又称 Rendu–Osier–Weber 综合征），弹性假黄瘤等。

（4）结节性多动脉炎，系统性红斑性狼疮或其他血管炎。

（5）应激性溃疡：败血症，创伤、烧伤或大手术后，休克，肾上腺糖皮质激素治疗后，脑血管意外或其他颅脑病变，肺气肿与肺源性心脏病，急性呼吸窘迫综合征，重症心衰等引起的应激状态。

三、临床表现

上消化道大量出血的临床表现一般取决于病变的性质、部位和出血量与速度。

1. 呕血与黑粪

呕血与黑粪是上消化道出血的特征性表现。上消化道大量出血之后,均有黑粪,但不一定有呕血。出血部位在幽门以下者可只表现为黑粪,在幽门以上者常兼有呕血。然而,幽门以上的病变如食管或胃的病变出血量较小或出血速度较慢,往往并无呕血,仅见黑粪。幽门以下的病变如十二指肠病变出血量较大、速度快,血液可反流入胃,除黑粪外,也可有呕血。

呕血多棕褐色,呈咖啡渣样,这是由于血液经胃酸作用而形成正铁血红素所致。但如出血量大,未经胃酸充分混合即呕出,则为鲜红或兼有血块。黑粪呈柏油样,粘稠而发亮,系血红蛋白的铁经肠内硫化物作用而形成硫化铁所致。

2. 失血性周围循环衰竭

上消化道大量出血所表现的急性周围循环衰竭,其程度轻重随出血量大小和失血速度快慢而异。出血量较大、失血较快者,由于循环血容量迅速减少,静脉回心血量相应不足,导致心排血量明显降低,可引起一系列临床表现,如头昏、心悸、出汗、恶心、口渴或晕厥等。

3. 发热

多数患者在休克被控制后出现低热,一般不超过38.5℃,可持续3～5天。循环血容量减少,周围循环衰竭,导致体温调节中枢的功能障碍,再加以贫血的影响,可能是引起发热的原因。

4. 氮质血症

在上消化道大量出血后,血中尿素氮浓度常增高,称为肠性氮质血症。一般于一次出血后数小时血尿素氮开始上升,约24～48小时可达高峰,大多不超出6.7mmol/L(40mg/dl),3～4日后才降至正常。肠性氮质血症主要是由于大量血液进入肠道,其蛋白质消化产物被吸收引起。

5. 血象

上消化道大量出血后均有急性失血后贫血。在出血的早期，血红蛋白测定、红细胞计数与红细胞压积均无变化，因此血象检查不能作为早期诊断和病情观察的依据。在出血后，组织液渗入血管内，使血液稀释，一般需经 3~4 小时以上才出现贫血，其程度取决于失血量外，还和出血前有无贫血基础、出血后液体平衡状况等因素有关。

患者有细胞正色素性贫血。在出血后骨髓有明显代偿性增生，可暂时出现大细胞性贫血，周围血片可见晚幼红细胞与嗜多染性红细胞。出血 24 小时内网织细胞即见增高。

上消化道大量出血后 2~5 小时，白细胞计数可升达 $10~20 \times 10^9/L$，血止后 2~3 天才恢复正常。但在肝硬化食管胃底静脉曲张破裂出血的患者，如同时有脾功能亢进，则白细胞计数可不增高。

四、诊断策略

1. 诊治流程

上消化道出血的诊疗流程见图 9-1。

2. 诊断标准

（1）大呕血或黑粪，数小时内失血量估计大于 1500ml 或超出循环血量的 20%。

（2）收缩压下降至 80mmHg 以下。

（3）脉搏 120 次/分以上。

（4）血红蛋白（Hb）下降至 70g/L，或红细胞压积 < 28%，但需注意除外血液浓缩或输液后血液稀释。

（5）出现神志恍惚、烦躁、出汗、四肢厥冷、尿少等脏器灌注不足。

第九章 上消化道出血 69

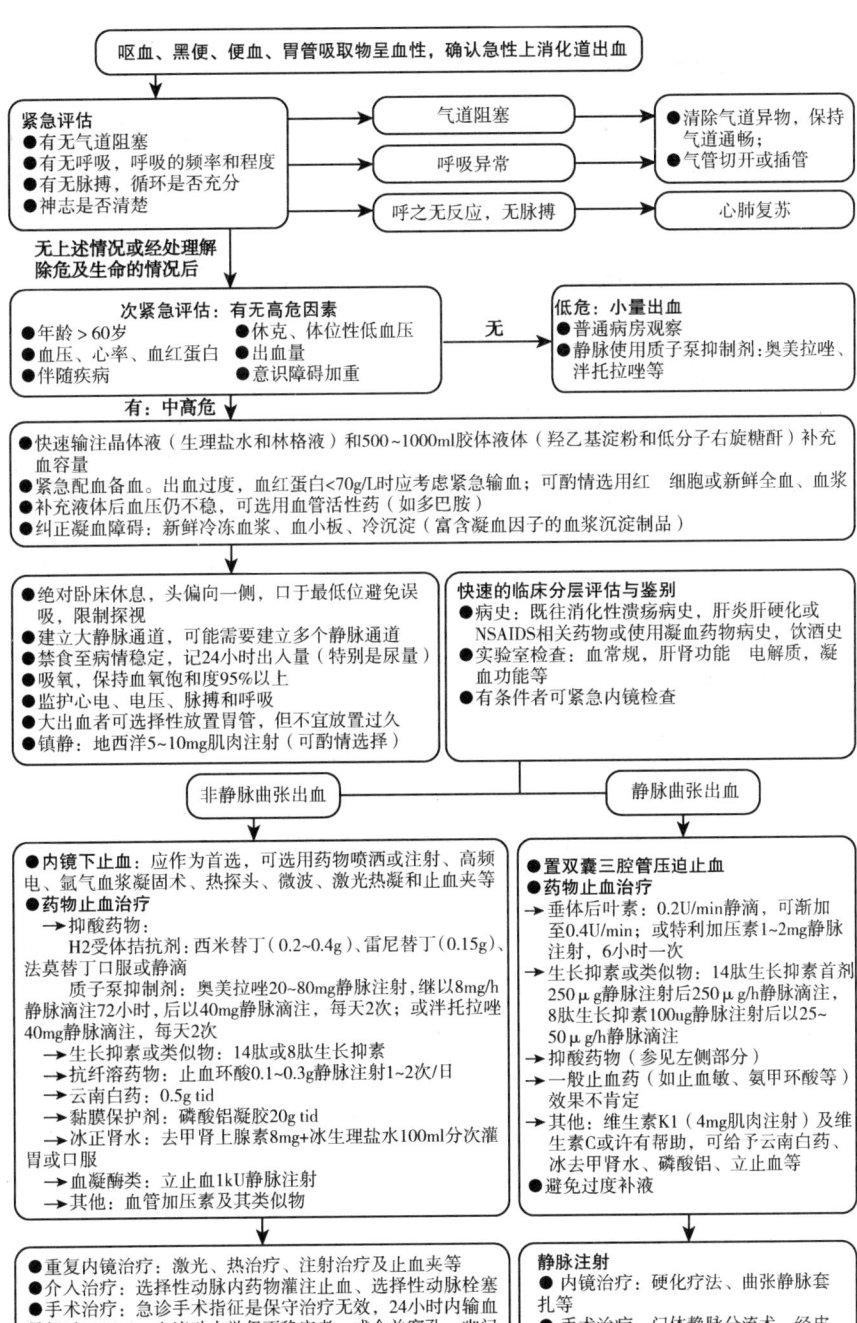

图 9-1 上消化道出血诊疗流程图

3. 失血量的判断

（1）一般24小时出血量达5ml以上，粪便隐血试验阳性提示；出血量50~60ml以上，出现黑粪；粪呈咖啡色时，失血量达100ml左右；胃内积血达300ml可引起呕血。

（2）血压、脉搏观察：

①成人失血量<500ml，血压、脉搏正常。

②失血量500~1000ml，收缩压<90mmHg，脉搏在100次/分，Hb70~100g/L，患者常有头晕、口渴、烦燥、少尿等早期休克表现。

③失血量>1500ml，收缩压<80mmHg，脉搏>100次/分，血红蛋白<70g/L，患者常有神志恍惚、出冷汗、少尿等休克表现。

④失血量>2000ml，收缩压<60mmHg，脉搏>120次/分，患者出现昏迷、严重休克状态。

4. 实验室检查

（1）红细胞计数、血红蛋白、红细胞压积：与失血量成正比。

①小量出血（<500ml）：上述指标无变化。

②中量出血（800~1500ml）：红细胞$2.8~4.0×10^{12}/L$，血红蛋白70~100g/L，红细胞压积40~50%。

③大量出血（>1500ml）：红细胞$<2.8×10^{12}/L$，血红蛋白<80g/L，红细胞压积<40%。

此为在无脾亢时指标，应动态观察。

（2）网织红细胞数：出血后24小时升高可达5%~15%，出血停止后一周渐正常。

（3）血尿素氮（BUN）：BUN>14.3mmol/L，提示出血较大。

5. 判断出血是否停止

一次出血后黑粪持续天数受患者排便次数的影响，如每日排便一次，约3天后粪便色泽恢复正常。有下列迹象者，应认为有继续出血或再出血，须予及时处理：

(1) 反复呕血，或黑粪次数增多、粪质稀薄，甚至呕血转为鲜红色、黑粪变成暗红色，伴有肠鸣音亢进。

(2) 周围循环衰竭的表现经补液输血而血容量未见明显改善，或虽暂时好转而又恶化，经快速补液输血，中心静脉压仍有波动，稍有稳定又再下降。

(3) 红细胞计数、血红蛋白测定与红细胞压积继续下降，网织红细胞计数持续增高。

(4) 补液与尿量足够的情况下，血尿素氮持续或再次增高。

6. 出血的病因诊断

根据病史、症状与体征，约有半数患者可以做出病因诊断。进一步需依靠其他诊断措施，包括有关的特殊检查方法，可以查清大部分患者的出血部位与病因。

(1) 病史、症状与体征：慢性、周期性、节律性上腹痛多提示出血来自消化性溃疡，特别是在出血前疼痛加剧，出血后减轻或缓解，更有助于消化性溃疡的诊断。有服用非类固醇抗炎药等损伤胃黏膜的药物、酗酒史或应激状态者，可能为急性胃黏膜损害；有剧烈恶心呕吐后呕出鲜血，可能提示食管贲门黏膜撕裂症；厌食、贫血、恶病质，可能提示胃癌；寒战、发热、黄疸或胆道病史，可能提示胆道出血。过去有病毒性肝炎、血吸虫病或慢性酒精中毒病史，并有肝病与门静脉高压的临床表现者，可能是食管胃底静脉曲张破裂所致出血。

(2) 实验室检查：急性出血后血白细胞计数常有增高。如增高不明显，甚至白细胞与血小板计数偏低，可见于肝硬化。肝功能试验结果异常亦有助于肝硬化的诊断。出血后短期内发现血清胆红素增高，应考虑胆道出血、肝硬化或壶腹肿瘤等诊断。

(3) 消化液检查：在仅表现为黑粪的活动性出血者，可经口插管逐段低压吸取消化液，观察有无血迹，以确定出血的部位。有时须用带气囊的双腔管，在插管通过幽门后充盈气囊，可随肠蠕动由十二指肠进入空回肠，逐段吸取肠液进行出血的定位诊断。

(4) 吞线试验：吞入长度约100cm的棉线，一端固定在患者的颊部,另一端系有小金属球,借助其重量可经胃和幽门进入肠道。一般留置6~8小时后取出,检查有无棉线染成褐色的血迹,用以估计活动性出血的部位。

(5) 内镜检查:一般主张在上消化道出血后24~48小时内,进行紧急内镜检查,同时还可经内镜作紧急的止血治疗。

(6) X线检查:急性胃黏膜损害或浅小的消化性溃疡可在短期内愈合或好转,延迟检查使X线诊断的阳性率大为降低,故宜将X线钡餐检查时间提前。目前主张X线钡餐检查最好在出血已经停止和病情基本稳定数天后进行。

(7) 选择性动脉造影:内镜检查如无阳性发现,可作选择性动脉造影检查,经股动脉穿刺置入导管分别进行腹腔动脉、肠系膜上动脉造影。在出血活动期进行检查。

五、治疗

1. 治疗原则

(1) 通知上级医师或院总值班医师。

(2) 迅速稳定患者的生命体征,如大量出血,下病危通知,暂禁食,记录出入量,行心电监护,对血流动力学不稳定者尽快补充血容量,纠正周围循环衰竭,必要时输血。

(3) 立即查血常规、肝肾功能、电解质、血糖、凝血全套、心电图,并急查血型及配血,以备输血。

(4) 评估出血的严重程度,判断出血原因、部位、出血量大小。

(5) 原因不明之急性出血,及时联系急诊胃镜检查并备好抢救设施以及血液。急诊胃镜前的准备除稳定生命体征外,必要时可插胃管清除胃内的鲜血和血凝块。根据内镜结果,选择药物治疗、内镜治疗或外科手术治疗。

(6) 若有出血性休克应按休克抢救原则抢救,卧位休息,保持安静,平卧抬高下肢,头偏向一侧,保持呼吸道通畅,必要时吸氧,避免窒息，酌情用镇静剂（安定5mg肌注），肝病患者忌用吗啡、巴比妥类药物。

（7）严密观察：

①呕血及黑粪情况。

②神态及瞳孔变化。

③脉搏、血压、呼吸、血氧饱和度。

④肢体是否温暖，皮肤与甲床色泽。

⑤周围静脉特别是颈静脉充盈情况。

⑥每小时尿量。

⑦定期查血常规与肾功尿素氮。

⑧必要时测定中心静脉压，行心电监护。

2. 医嘱处理

（1）饮食：内镜下有溃疡而无近期出血性血痂者不必禁食。

（2）一般检查：血细胞比容、血红蛋白、血小板计数、凝血功能以及尿素氮、肌肝及肝功能。必要时应行血型及血交叉检查。

（3）液体：

①输血：血红蛋白<70g/L，红细胞压积<30%，输新鲜全血或红细胞悬液，凝血酶原延长输新鲜血浆，门静脉高压者不能过量。

②输液：血压脉搏正常者输给生理量，每日1500ml~2000ml，若无休克者，经静脉补给热量按葡萄糖180~200g/日，补给生理量电解质，钠4~6g/日，钾3~4g/日（先盐后糖，先晶后胶，见尿补钾）。

③酌情选用以下止血药：

a. 氨甲环酸：1.0，静脉滴注。纤维素凝血块的溶解是上消化道病变持续出血或再出血的原因，因此纤维蛋白溶解酶原抑制剂氨甲环酸可以降低再出血率。需注意氨甲环酸可能引起心脑肺等多脏器的血栓形成。

b. 止血三联：止血敏2.0＋止血芳酸0.5＋VC2.0，入葡萄糖液静脉滴注。

c. 抑制胃酸药物：迅速将胃内pH提升至6.0以上，使血小板聚集，血浆发挥凝血功能。可用PPI奥美拉唑40mg，Bid；法莫替丁20mg，Bid

静脉滴注。

d. 垂体后叶素：降低门静脉压，适用于胃底食道静脉曲张破裂出血。20u+葡萄糖液380ml 10~15滴/分于12小时内滴完。可能因非选择性血管收缩引起心肌缺血、心律失常、肠系膜及外周缺血，高血压、缺血性心脏病、孕妇禁用。胸腹痛时硝酸甘油对抗。

e. 生长抑素：收缩内脏血管，减小门静脉压，抑制胃泌素及胃酸。先静注0.25mg，后3mg+生理盐水50ml 250μg/小时，12小时泵完。美国推荐门静脉高压出血控制后维持5天停药，不需减量。

f. 血凝酶：如立止血1~2Ku iv bid。

g. 盐水20ml+去甲肾上腺素8mg胃内灌注。

h. 冰盐水20ml+凝血酶2000u，每6~8h口服。

（4）内镜下止血：

①内镜止血指征：

a. 溃疡出血的内镜下发现与住院建议：溃疡基底部干净，可出院；平坦的出血斑上有红色出血点或有粘附血块，住院3天；见喷血、渗血或可见的血管，住院4天以上，积极治疗（包括内镜下治疗）。胃溃疡出血的患者在出院后6周左右应重复内镜检查以证实溃疡的愈合和排除恶性疾病。

b. 食管曲张静脉出血：有近期出血迹象的溃疡，不论是喷射状、渗血性活动性出血，还是无出血的可见血管或有血凝块附着，均应进行内镜治疗。内镜检查显示溃疡基底洁净和溃疡内有黑或红色出血点的患者发生再出血的危险性小，不应进行内镜治疗。

②内镜止血分类：

a. 注射治疗：出血点四周注射1∶10000肾上腺素溶液，然后注入出血血管，总共注射4~16ml。止血成功率95%，但再出血率15%~20%。加用硬化剂并不能降低再出血率，反而可能引起注射部位坏死。注射无水乙醇并不优于肾上腺素，并有穿孔的危险性。也可以注射直接刺激血凝块形成的制剂如纤维蛋白胶和凝血酶。

b. 热治疗：使用热探头和多极电凝（BICAP），重复操作直至止血和形成黑色区域。也可选择联合加压（填塞）和热处理。BICAP的效果与热探头相似。氩等离子凝固可能有效,仍需证实。肾上腺素注射联合热探头对活动性动脉出血效果较好。

c. 止血夹:对大血管活动性出血尤其有效,但难以用于部位不易到达的溃疡。

(5) 三腔二囊管止血:食管胃底静脉曲张破裂出血者经以上处理不能止血时应及时应用,但不是首选方法。近期接受过食管胃连接部手术者绝对禁忌;相对禁忌证包括充血性心衰,呼吸衰竭,心律紊乱,不能肯定出血的部位。胃囊充气可保持不超过72小时,食管囊不超过24小时,每6~8小时应放气一次。常见并发症有吸入性肺炎、窒息、食管炎、食管黏膜坏死及心律失常。

(6) 洗胃止血:不提倡。冰盐水洗胃只有在胃黏膜温度降至15°C以下才有效,但可引起全身温度降低,降低心输出量,血红蛋白携氧能力下降。

(7) 介入止血。

(8) 手术治疗:

①主要手术适应证:虽大量输液复苏并输全血3单位以上仍持续低血压;内镜找不到静止的出血部位;稳定后再出血(二次内镜未能控制);持续慢性出血需每日输全血3个单位;主动脉肠管瘘出血。

②次要或相对手术适应证:罕见血型,交叉配型困难;入院时休克;年龄大或合并多种内科疾病;慢性消化性溃疡,尤其是胃溃疡引起的出血。

③连续非手术治疗控制出血的适应证:急性黏膜糜烂出血,药物所致的溃疡,食管贲门黏膜撕裂,年轻或相对健康者。

3. 护理要点

(1) 大出血时,患者绝对卧床休息,头稍高并偏向一侧。防止呕出的血液吸入呼吸道。

(2) 观察病情变化:注意观察生命体征、神志、意识、四肢肢温情况,有无呕血、黑便,并记录其量、性质、次数,嘱禁食。

(3) 应绝对卧床休息,取平卧位并将下肢略抬高,以保证脑部供血。保持室内安静、清洁、空气新鲜，及时更换污染的被褥。注意为患者保暖，避免受凉。

（4）出血期间，应严格禁食，出血停止后，可遵医嘱给予温冷流食，逐渐过渡到高糖、低蛋白、无刺激的少渣食物。注意保持卫生，做好口腔清洁护理。

（龚锦文　熊功友）

第十章 黄 疸

一、概述

黄疸为一种常见的临床表现,是由于血清内胆红素浓度增高(高胆红素血症),使巩膜、皮肤、黏膜、体液和其他组织被染成黄色。正常血清总胆红素浓度为 1.7~17.1μmol/L。当总胆红素在 34μmol/L 时,临床上即可发现黄疸。血清总胆红素超过正常范围而肉眼看不出黄疸,则称为隐性黄疸。黄疸最常见于肝胆疾病。

二、分类

正常情况下,胆红素的代谢过程包括胆红素的来源,胆红素在血循环中的运输,肝细胞对胆红素的摄取、结合和排泄,以及胆红素的肠肝循环等多个环节。黄疸的发生系由胆红素代谢紊乱所致。

(一)病因学分类

黄疸按病因可分为:溶血性黄疸,肝细胞性黄疸,胆汁淤积性黄疸,先天性非溶血性黄疸。临床上以前三类为常见,特别是肝细胞性和胆汁淤积性黄疸。

(二)按胆红素的性质分类

根据胆红素代谢过程中几个主要环节的障碍,可分为两大类。

1. 以非结合胆红素增高为主的黄疸

(1)胆红素生成过多:如先天性溶血性黄疸、获得性溶血性黄疸、由无效造血引起的旁路性高胆红素血症等。

(2)胆红素摄取障碍:如肝炎后高胆红素血症、Gilbert 综合征、某些药物及检查用试剂（如胆囊造影剂）引起的黄疸等。

（3）胆红素结合障碍：为葡萄糖醛酸转移酶活力减低或缺乏引起的黄疸，如 Gilbert 综合征、Crigler – Najjar 综合征（Ⅰ型与Ⅱ型）、新生儿生理性黄疸等。

2. 以结合胆红素增高为主的黄疸

可由于胆红素在肝细胞内转运、排泄障碍或同时有胆红素摄取、结合和排泄障碍引起。

（1）肝外胆管阻塞：如胆结石、胰头癌、胆管或胆总管癌、壶腹癌、胆管闭锁等。

（2）肝内胆管阻塞：如肝内胆管结石、华支睾吸虫病等。

（3）肝内胆汁淤积：如肝炎、药物性肝病、妊娠期复发性黄疸、Dubin – Johnson 综合征等。

三、发病机制和临床特征

（一）溶血性黄疸

1. 病因和发病机制

凡能引起红细胞大量破坏产生溶血现象的疾病，都能引发溶血性黄疸：

（1）先天性溶血性贫血，如遗传性球形红细胞增多症、血红蛋白病等。

（2）获得性溶血性贫血，如自身免疫性贫血、异型输血后溶血、新生儿溶血症、蚕豆病、恶性疟疾、某些药物或毒物例如蛇毒、毒蕈引起的溶血等。

红细胞大量破坏（溶血）时，生成过量的非结合胆红素，远超过肝细胞摄取、结合和排泄的限度，同时溶血性贫血引起的缺氧、红细胞破坏释出的毒性物质，均可削弱肝细胞的胆红素代谢功能，使非结合胆红素潴留于血中而发生黄疸。

2. 临床特征

(1) 巩膜多见轻度黄染，呈浅柠檬色，在急性发作（溶血危象）时有发热、腰背酸痛，皮肤黏膜往往明显苍白。

(2) 皮肤无瘙痒。

(3) 有脾肿大。

(4) 有骨髓增生旺盛的表现，如周围血网织细胞增多、出现有核红细胞，骨髓红细胞系统增生活跃。

(5) 血清总胆红素增高，一般不超过 $85\mu mol/L$，主要为非结合胆红素增高。

(6) 尿中尿胆原增加而无胆红素，急性发作时有血红蛋白尿，呈酱油色，慢性溶血时尿内含铁血黄素增加，24小时粪中尿胆原排出量增加。

(7) 在遗传性球形红细胞增多时，红细胞脆性增加，地中海贫血时脆性降低。

（二）肝细胞性黄疸

1. 病因和发病机制

(1) 各种肝病如病毒性肝炎、肝硬化、肝癌以及钩端螺旋体病、败血症等，可因肝细胞广泛损害而引起黄疸。

(2) 因肝细胞病变，对胆红素摄取、结合和排泄功能发生障碍，以致有相当量的非结合胆红素潴留于血中，同时因肝细胞损害和（或）肝小叶结构破坏，致结合胆红素不能正常地排入细小胆管，反流入肝淋巴液及血液中，发生黄疸。

尿内胆红素、尿胆原的排泄量视肝细胞损害和肝内淤胆的程度而定，肝细胞损害较重而淤胆较轻时，尿胆原排出量增加；肝内淤胆程度较重时，则尿胆原排出减少，严重时可缺如。

2. 临床特征

(1) 皮肤和巩膜呈浅黄至深金黄色，皮肤有时有瘙痒。

(2) 血中非结合和结合胆红素均增高。

(3) 尿中胆红素阳性，尿胆原常增加，但在疾病高峰时，因肝内淤胆致尿胆原减少或缺如，同样，粪中尿胆原含量可正常、减少或缺如。

(4) 血清转氨酶明显增高。

(5) 血中肝炎病毒标记物常阳性。

(6) 肝活组织检查对弥漫性肝病的诊断有重要意义。

(三) 胆汁淤积性黄疸

1. 病因和发病机制

(1) 肝外阻塞性胆汁淤积：引起胆总管内阻塞的有胆石症、胆道蛔虫、胆管炎、癌肿浸润、手术后胆管狭窄；胆管外阻塞的有壶腹周围癌、胰头癌、肝癌、肝门或胆总管周围淋巴结癌肿转移等引起胆管压迫。阻塞上端的胆管内压力不断增高，胆管逐渐扩大，最后使肝内胆管因胆汁淤积而破裂，胆汁直接或由淋巴液反流入体循环，结果使血中结合胆红素增高。

(2) 肝内阻塞性胆汁淤积：包括肝内泥沙样结石、原发性肝癌侵犯肝内胆管或形成癌栓、华支睾吸虫病等。

(3) 肝内胆汁淤积：见于病毒性肝炎、药物性黄疸（如氯丙嗪、甲基睾丸素等）、原发性胆汁性肝硬化及妊娠期复发性黄疸等。

2. 临床特征

(1) 肤色暗黄、黄绿或绿褐色。

(2) 皮肤瘙痒显著，常发生于黄疸出现前。

(3) 血中胆红素增高，以结合胆红素为主，胆红素定性试验呈直接反应。

(4) 尿胆红素阳性，但尿胆原减少或缺如。

(5) 粪中尿胆原减少或缺如，粪便显浅灰色或陶土色。

(6) 血清总胆固醇、碱性磷酸酶、γ-谷氨酰转肽酶增高，脂蛋白阳性。

(四) 先天性非溶血性黄疸

系由肝细胞对胆红素的摄取、结合及排泄有先天性酶缺陷所致。大多发病于小儿和青年期，有家族史，除极少数外，多数健康状态良好。

1. Gilbert 综合征

系因肝细胞摄取游离胆红素障碍及微粒体内葡萄糖醛酸转移酶不足所致。血清内非结合胆红素增高，肝功能试验正常，红细胞脆性正常，胆囊显影良好，肝活检无异常。

2. Dubin – Johnson 综合征

系因肝细胞对结合胆红素及其他有机阴离子（吲哚青绿、X 线造影剂）向毛细胆管排泄障碍，致血清结合胆红素增高，但胆红素的摄取和结合正常。口服胆囊造影剂胆囊常不显影。肝外观呈绿黑色（黑色肝），肝活组织检查见肝细胞内有弥漫的棕褐色色素颗粒（黑色素或肾上腺素代谢物多聚体）。

3. Rotor 综合征

由于肝细胞摄取游离胆红素和排泄结合胆红素均有先天性缺陷，致血中结合胆红素增高为主，吲哚青绿 ICG 排泄试验有减低。胆囊造影多显影良好，少数不显影。肝活组织检查正常，肝细胞内无色素颗粒。

4. Crigler – Najjar 综合征

由于肝细胞缺乏葡萄糖醛酸转移酶，致不能形成结合胆红素，因而血中非结合胆红素浓度很高，可并发核黄疸，预后很差。本综合征分两型：Ⅰ型为葡萄糖醛酸转移酶完全缺乏；Ⅱ型为部分缺乏，症状比Ⅰ型要轻，预后要好。

四、诊断流程

黄疸的初步临床评估如图 10-1，高直接胆红素血症、高间接胆红素血症、肝细胞性黄疸、肝内胆汁淤积性黄疸、肝外胆汁淤积性黄疸的诊断思路见图 10-2~6。

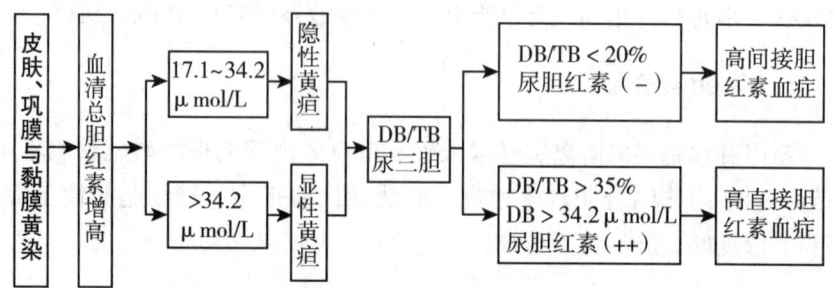

图 10-1 黄疸的初步临床评估

注：①DB/TB：血清直接胆红素占总胆红素比值。

②尿三胆：尿中胆色素包括尿胆红素（bilirubin）、尿胆原（urobilinogen）及尿胆素（urobilin），俗称尿三胆。它们都是红细胞破坏后，血红蛋白被分解代谢的产物。

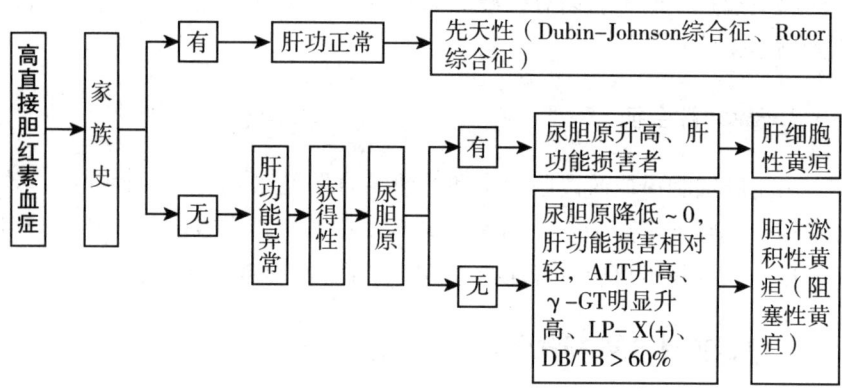

图 10-2 高直接胆红素血症的诊断思路

注：ALT：丙氨酸转氨酶（谷丙转氨酶）。γ-GT：γ-谷氨酰转肽酶。LP-X：脂蛋白 X。

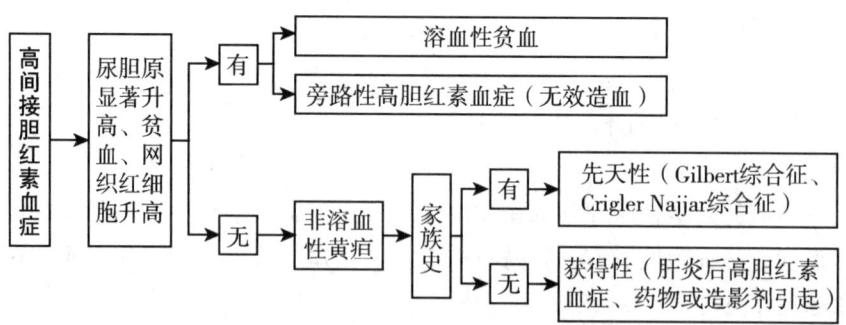

图 10-3 高间接胆红素血症的诊断思路

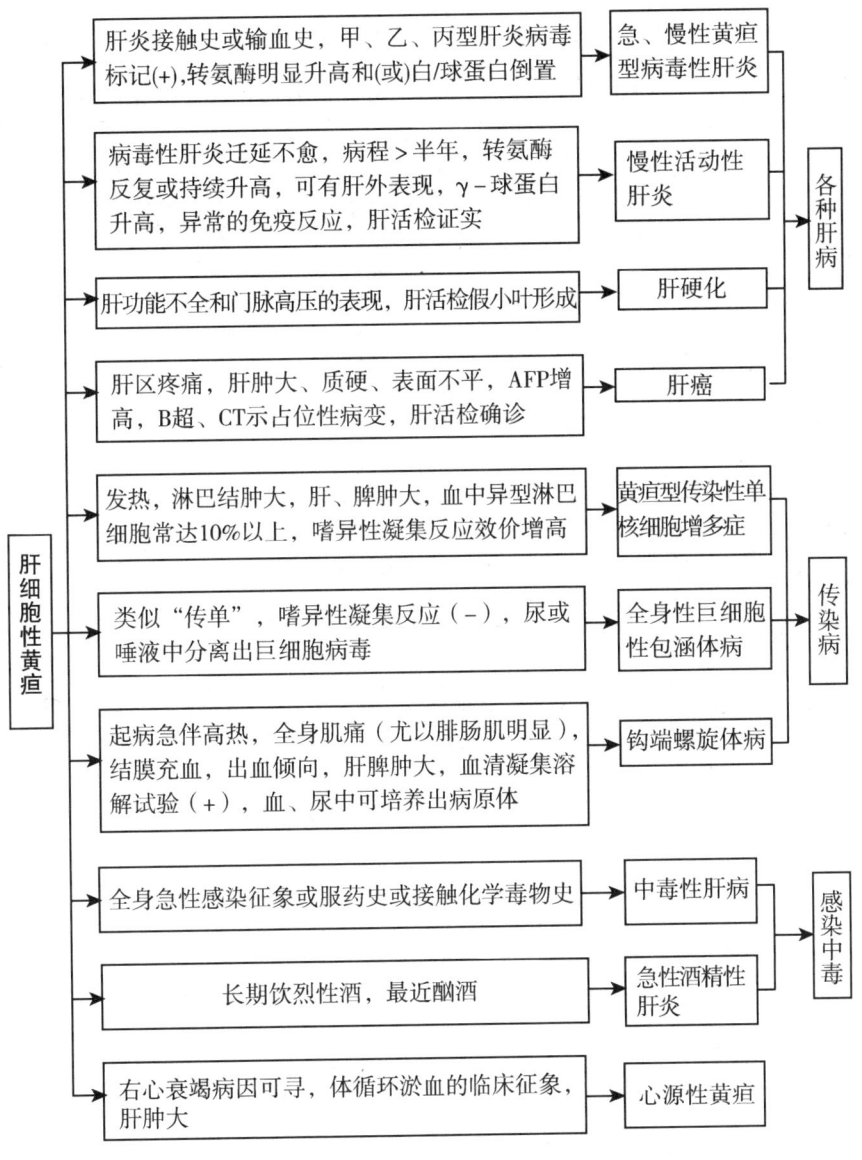

图 10-4 肝细胞性黄疸的诊断思路

注：①AFP：甲胎蛋白。

②传染性单核细胞增多症（infectious mononucleosis）为 EB 病毒（Epstein-Barr virus，EBV）所致急性淋巴细胞增生性传染病，简称"传单"。

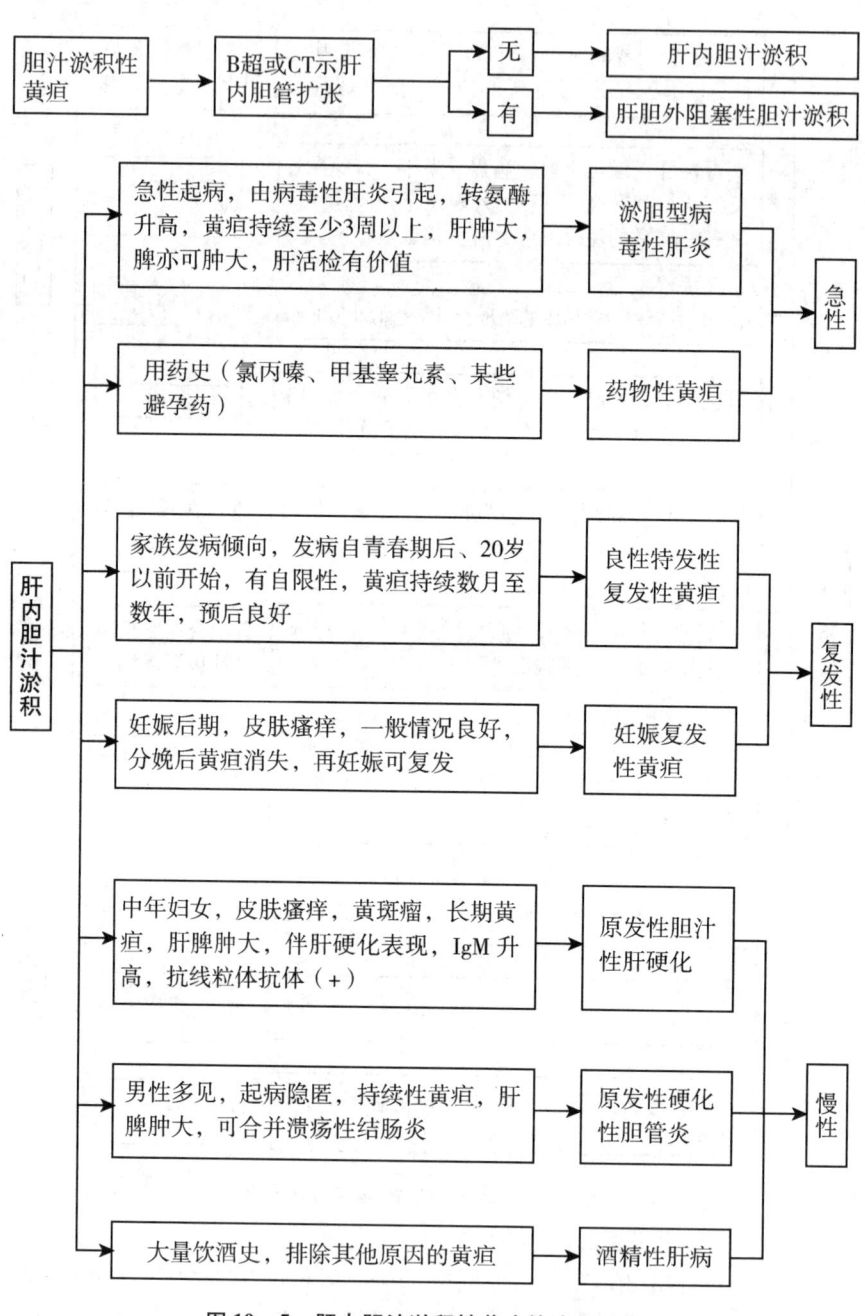

图10-5 肝内胆汁淤积性黄疸的诊断思路

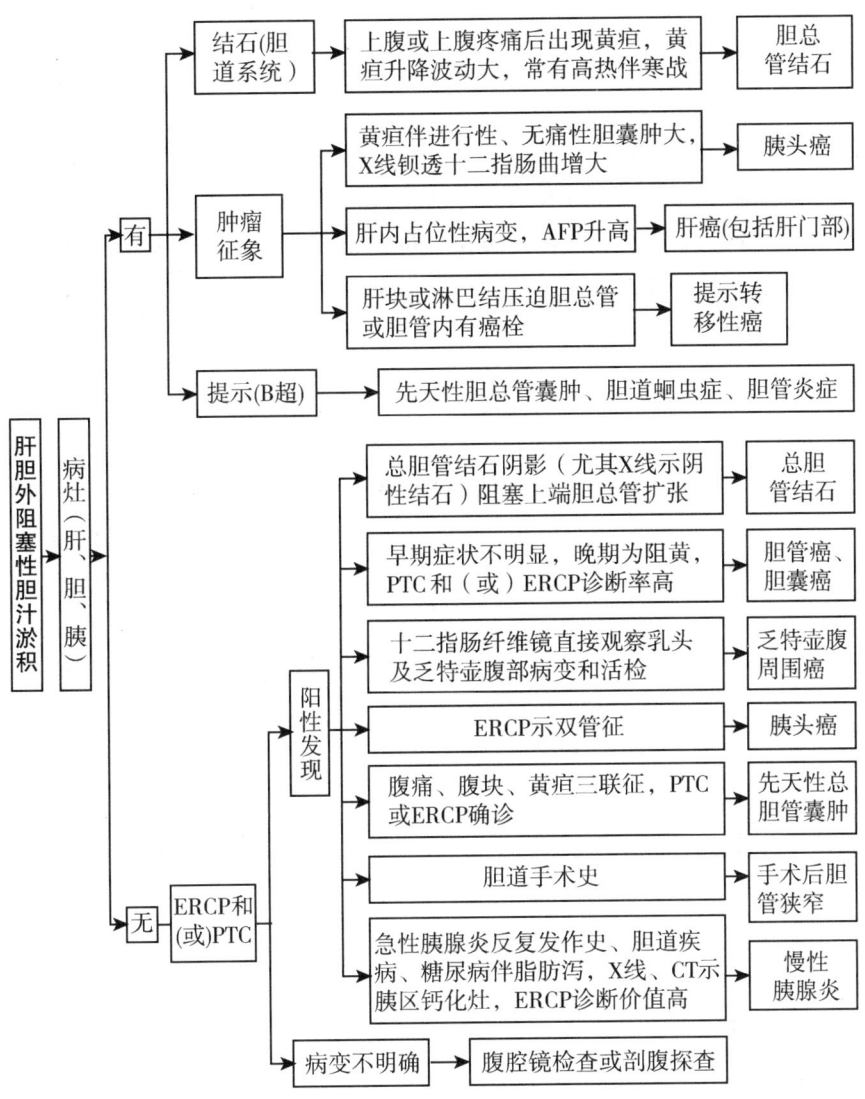

图 10-6 肝外胆汁淤积性黄疸的诊断思路

注：①PTC：经皮肝穿刺胆管造影（percutaneous transhepatic cholangiography）。
②ERCP：内镜逆行胰胆管造影（endoscopic retrograde cholangiopancreatography）。

五、鉴别诊断

黄疸的识别要在充分的自然光线下进行,首先应和假性黄疸鉴别。假性黄疸见于过量进食含有胡萝卜素的食物,如胡萝卜、南瓜、西红柿、柑桔等。胡萝卜素只引起皮肤黄染,巩膜正常;老年人球结膜有微黄色脂肪堆积,巩膜黄染不均匀,以内眦较明显,皮肤无黄染。假性黄疸时血胆红素浓度正常。

确定黄疸后,需进一步明确黄疸的类型及病因,对于指导治疗及判断预后有重要意义(表10-1,表10-2)。

表10-1 不同类型黄疸的实验室检查

项目	溶血性	肝细胞性	胆汁淤积性
TB	增加	增加	增加
DBIL	正常	增加	明显增加
DB/TB	<35%	>35%	>35%
尿胆红素	-	+	++
尿胆原	增加	轻度增加	减少或消失
ALT、AST	正常	明显增加	可增高
ALP	正常	增高	明显增高
γ-GT	正常	增高	明显增高
PT	正常	延长	延长
对维生素K反应	正常	差	好
胆固醇	正常	轻度增加或降低	明显增加
血浆蛋白	正常	Alb降低 Glb升高	正常

注:TB:总胆红素。DBIL:直接胆红素(又称结合胆红素)。AST:谷草转氨酶(又称天门冬氨酸氨基转移酶)。ALP:碱性磷酸酶。PT:凝血酶原时间。

表 10-2 常见黄疸的鉴别诊断

鉴别项目		肝细胞性黄疸	胆汁淤积性黄疸		
			肝内胆汁淤积	肝外结石阻塞	肝外癌肿阻塞
病史		青中年，性别无差异，有肝炎接触、血制品注射或服药史	同左	中年、女性多见，有腹痛或黄疸史	50～60岁、男性、短期内体重减轻
症状	黄疸	持续时间不等	同左	间歇性黄疸	进行性黄疸
	腹痛	肝区钝痛或无	常无	右上腹绞痛	持续性隐痛
	瘙痒	罕有	较明显，可在黄疸前出现	可有	常有
体征	黄疸色泽	金黄色	深绿或黄绿色	深黄色	暗黄或黄绿色
	肝脏	轻度肿并有压痛	轻中度肿大、早期压痛	有时肿大	常肿大、无压痛
	胆囊肿大	无	无	可触及	常肿大、无压痛
	腹水	可有（肝硬化）	无	可有	血性
实验室检查	尿胆原	常增加	减少	减少，感染时增加	完全阻塞时缺如
	粪胆素	正常	减少	间歇减少	减少或缺如
	粪便潜血	阴性	阴性	阴性	阳性
	ALT	明显增高	增高	正常、轻度增高	正常、轻度增高
	ALP	轻度增高或正常	增高	增高	明显增高
	胆固醇	正常、可降低	增高	正常或增高	增高
	铁/铜	可有	无	无	无
	LP-X	阴性	阳性	阴性或阳性	阳性
	PT、对维生素K反应	延长、不能纠正	延长、能纠正	延长、能纠正	延长、能纠正

续表

鉴别项目		肝细胞性黄疸	胆汁淤积性黄疸		
			肝内胆汁淤积	肝外结石阻塞	肝外癌肿阻塞
其他检查	超声	无胆管扩张	无胆管扩张	肝内、外胆管扩张,回声光团及声影	肝内、外胆管扩张,有光团,无声影
	X线钡餐	正常,肝硬化时可见食管静脉曲张	正常	正常,平片可见结石阴影	可见肿瘤征象
	CT	肝脏外形与密度改变,无胆管扩张	无胆管扩张	肝内外胆管扩张,可见结石影像	肝内外胆管扩张,肿块定性与定位
	PTC与ERCP	正常	正常	可见结石阴影,肝内胆管扩张	可见肿瘤阻塞,肝内胆管扩张
泼尼松(龙)治疗试验		部分有效	有效	无效	无效
苯巴比妥试验		无效	有效	无效	无效

六、治疗

1. 一般治疗

卧床休息、低脂饮食,进食不好者输液,注意入量,纠正水、电解质、酸碱平衡。

2. 解痉镇痛

(1) 阿托品 0.5~1.0mg 肌内注射,山莨菪碱(654-2)10mg 肌内注射。

(2) 腹痛剧烈者加用异丙嗪 25mg 或氯丙嗪 25mg 肌内注射。

(3) 哌替啶和阿托品合用治疗胆绞痛。

3. 利胆

（1）熊去氧胆酸每次 150mg，每日 3 次。

（2）25％硫酸镁 30ml 口服或 25％硫酸镁 20ml 加入 10％葡萄糖溶液 500ml 中静脉滴注。

（3）肝胆能或加诺每次 2 片，每日 3 次，胆道梗阻禁用。

4. 针对病因治疗

（1）肝炎：以足够的休息、营养为主，辅以适当药物，避免饮酒、过劳和损害肝脏药物。病毒性肝炎患者按传染病进行消毒隔离治疗。

（2）胆道梗阻：保持胆道通畅，如利胆、内镜鼻胆管或支架引流术、十二指肠镜胆总管取石术、手术、经皮肝穿介入治疗，中医中药治疗。

（龚锦文　高崇茂）

第十一章 腹　泻

一、概述

临床上将未明确诊断的腹泻统称腹泻病（diarrheal disease）。腹泻是指每日排便次数超过 3 次，粪质稀薄（含水量超过 85%），排粪量超过 200g（200ml），可以有黏液或黏液脓血样便。病史在 3 周以内，称急性腹泻病（acute diarrheal disease），超过 3 周称为慢性腹泻病（chronic diarrheal disease）。

二、分类

1. 病因学分类

（1）感染性：
①细菌性：霍乱、细菌性痢疾、大肠杆菌性肠炎。
②病毒性：轮状病毒性肠炎。
③真菌性：肠道念珠菌病。
④原虫感染：阿米巴痢疾、隐孢子虫感染（HIV）。
⑤蠕虫感染：血吸虫病、旋毛虫病。
（2）非感染性：
①原发性小肠吸收不良：热带性口炎性腹泻、成人乳糜泻。
②继发性小肠吸收不良：胰消化酶缺乏、双糖酶缺乏、胆汁缺乏。
③非感染性炎症：放射性肠炎、炎症性肠病、缺血性肠炎。
④功能性腹泻：IBS、甲状腺功能亢进症、胃大部切除术后。
⑤药源性。
⑥肠道肿瘤：大肠癌、VIP 瘤、APUD 瘤、小肠淋巴瘤等。

（3）心理疾病：

①焦虑、惊恐发作。

②抑郁症、躯体化障碍。

（4）系统性疾病：甲状腺功能亢进症、低血糖、更年期综合征、发热、贫血、妊娠、低血容量、体位性低血压、体位性心动过速综合征、嗜铬细胞瘤、动静脉瘘。

（5）药物作用：

①拟交感神经剂、血管扩张剂、抗胆碱能药物、肼苯哒嗪。

②近期停用β受体阻滞剂。

③酒精、可卡因、海洛因、安非他明、咖啡因、尼古丁、大麻等合成药物、减肥药。

2. 发病学分类及特点

（1）渗透性腹泻：肠腔内有大量高渗食物或药物引起，特点为禁食后腹泻停止，粪便中含有大量未完全消化或分解的食物成分，pH 偏酸性，肠腔内渗透压高。

（2）分泌性腹泻：肠吸收受抑，胃肠道分泌大量水和电解质，特点为大量水样泻，粪中无脓血或脂肪，禁食后仍有腹泻，粪渗透压接近血浆。

（3）渗出性腹泻：炎症或溃疡引起脓血、黏液渗出到肠腔而引起，可分为感染性或非感染性，粪便量少，左半结肠病变多有黏液、脓血便。

（4）胃肠运动功能异常性腹泻：粪便多稀烂但不带渗出物，伴肠鸣音亢进，腹痛可有可无。为排除性诊断。

三、临床表现

1. 发病特点

急性食物中毒有同食者集体发病的特点；病毒性肠炎传染性强而病程短；急性菌痢有不洁食物史；胃肠术后腹泻可能为盲襻综合征、倾倒综合征或小肠结肠瘘；夜间腹泻多为器质性疾病。

2. 粪便性状

淘米水样便见于霍乱和肠毒素性大肠杆菌腹泻；洗肉水或血水样便见于副溶血弧菌感染；黏糊绿豆汤样便见于沙门氏菌感染；蛋花汤样便见于婴儿腹泻；蛋清样便见于白色念珠菌肠道感染，泡沫油光样便见于脂肪消化吸收不良；脓血便提示结肠有糜烂或溃疡；暗红色或果酱样便见于阿米巴痢疾；含未消化肌纤维和脂肪滴提示胰腺外分泌功能减退；恶臭便见于蛋白质和脂肪消化障碍；酸臭味提示碳水化合物消化障碍。

3. 症状特点

急性腹泻伴发热寒战和脓血便者，多为感染性腹泻。急性腹泻病情分3类：

（1）轻型：无脱水、无中毒症状。

（2）中型：轻中度脱水或有轻度中毒症状。

（3）重型：重度脱水或明显中毒症状（烦躁、精神萎靡、嗜睡、面色苍白、高热或体温不升、外周白细胞计数明显增高等）。

4. 体征特点

重度失水见于霍乱、沙门氏菌食物中毒。

5. 腹泻定位

表11-1 小肠性腹泻和大肠性腹泻临床表现鉴别

	小肠性腹泻	大肠性腹泻
粪便	量多,烂或稀薄,可含脂肪,黏液少,臭	量少,肉眼可见脓血,有黏液
排便次数	3~10次/日	次数可以更多
腹痛	脐周	下腹部或左下腹
里急后重	无	可有
体重减轻	常见	少见

四、急性腹泻病诊断流程

见图 11-1。

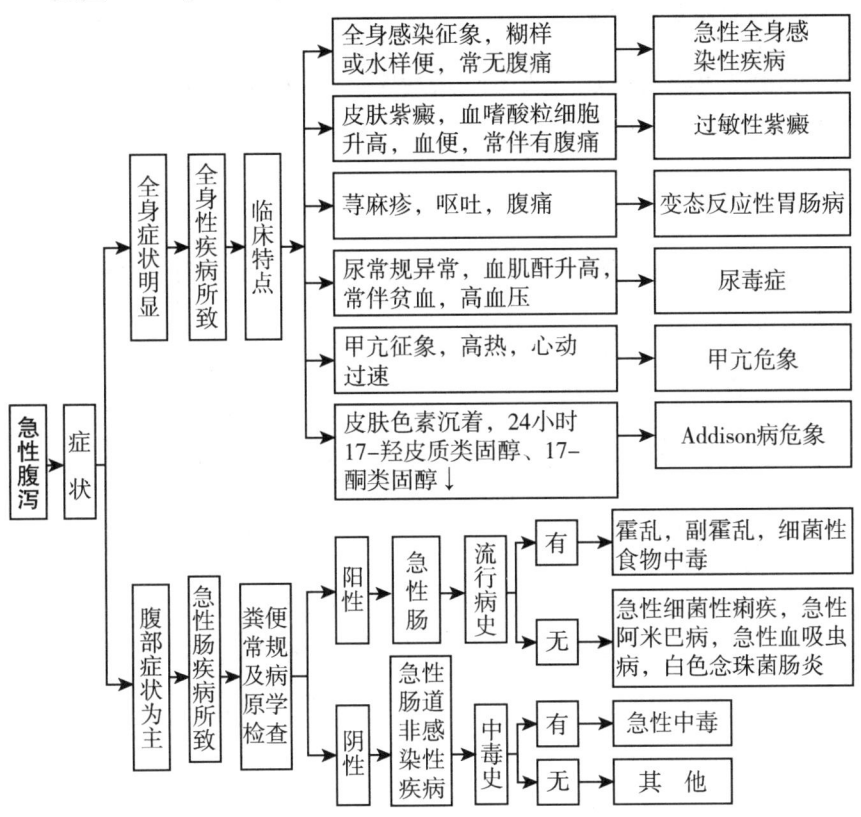

图 11-1 急性腹泻的诊断流程

五、处理原则

1. 一般检查

（1）血常规：注意嗜酸性粒细胞数。

（2）粪便检查：隐血、镜检细胞、原虫、虫卵检查。

（3）粪脂肪定性检查。

（4）粪致病菌培养及鉴定。

（5）临床生化。

（6）血气分析（重型适用）。

2. 甲状腺功能检查

甲状腺功能亢进症一般不是急性腹泻的原因，注意血清 T3、T4、sTSH 检查。

3. 结肠镜检查

常见黏膜充血、水肿、糜烂或溃疡形成，可见肠腔较多黏液及脓血等渗出物。

4. 影像学检查

X 线检查：小肠钡餐造影，钡灌肠用于不适合结肠镜检查者。

5. 饮食处理

腹泻时肠道吸收功能仍部分存在，进食能刺激肠黏膜生长，促进胃肠功能恢复。轻、中型腹泻予清淡流质或半流质饮食，重型伴呕吐者可暂禁食。不耐受肠内营养的严重营养不良应选择全胃肠外营养。

6. 临床监护

注意出入量，根据病情选择。

7. 病因治疗一般原则

（1）感染性腹泻根据病原体进行治疗。

（2）乳糖不耐受症和麦胶性乳糜泻需分别剔除食物中的乳糖或麦胶类成分。

（3）高渗性腹泻应停止进食高渗的食物或药物。

（4）胆盐重吸收障碍引起的结肠腹泻，可用考来烯胺吸附胆汁酸而止泻。

(5) 治疗胆汁酸缺乏所致的脂肪泻,可用中链脂肪代替日常食用的长链脂肪。

(6) 炎症性肠病(IBD)的治疗药物主要包括氨基水杨酸制剂、糖皮质激素、免疫抑制药等,活动期治疗方案的选择主要根据病情、病变部位及治疗反应来决定,缓解期应维持治疗。

(7) 缺血性肠病的治疗包括去除病因,治疗原发病,积极抗感染,改善全身及局部血液循环并给予血管扩张药。

(8) 对内科治疗无效及有严重并发症的患者,可采用外科手术治疗。

8. 补液

(1) 口服补液盐用于轻、中度脱水。

(2) 静脉补液适用于重度脱水伴循环衰竭、严重的电解质紊乱或代谢性酸中毒、不能经口摄入或经口摄入不足以维持体液需要者。

(3) 注意酸中毒的纠正以及钾、钠、钙和镁的补充。

9. 止泻

慎用阿片类止泻药及阿托品等抗胆碱药。对严重溃结或可诱发巨结肠;对侵袭性细菌及抗生素相关性腹泻者阿片类止泻药将延长病程,加重全身症状。仅用于功能性腹泻引起严重不便者。如复方苯乙哌啶(苯乙哌啶加阿托品)1~2片 tid;洛哌丁胺(易蒙停):首次4mg,每有腹泻加2mg至止泻,不超过16mg/d,慢性腹泻可用4~8mg/d长期维持。

10. 抗生素的使用

(1) 急性腹泻病:WHO指出90%的腹泻不需要抗生素治疗。分泌性腹泻(水样)一般为病毒或产毒素性细菌感染,轻、中型可不用抗生素;仅用于重型,全身症状明显者。渗出性腹泻(血便,里急后重感、粪镜检大量白细胞、pH>7)多为侵袭性感染,应选择合适的抗生素,48小时无效再改药;伪膜性肠炎应停用正在使用的抗生素,改万古霉素或甲硝唑;真菌性肠炎应停用抗生素,改抗真菌药。

(2) 应用抗生素的特殊情况：沙门氏菌肠炎、副溶血弧菌肠炎均有自限性，抗生药不缩短病程，可延长排菌时间、引起菌群失调并增加耐药菌株，但老人、婴儿、原有严重慢性消耗性疾病（AIDS、DM、脏器功能衰竭）者抗生素指征可放宽。

11. 微生态疗法

急慢性腹泻均可引起肠道常住菌明显减少，外袭菌异常增多。可选用活菌制剂，如双歧杆菌等制剂；也可选择死菌或其代谢产物改善微环境，如乳酸菌素等。

12. 肠黏膜保护剂

蒙脱石散，成人一次3g，一日三次（tid），为天然蒙脱石微粒粉剂，具不对称极性，可以吸附病毒和细菌，通过与消化道黏液糖蛋白的结合增厚黏液层，加速黏膜的修复和再生。

13. 生长抑素类

生长抑素及其类似物能抑制胃酸和胰液的分泌，抑制胃肠道运动，增加水和电解质的吸收，抑制多种胃肠激素及其他激素的释放，对APUD瘤、卓艾综合征等多种原因引起的分泌性腹泻有效。有耐药性。

14. 营养支持

对严重营养不良者，应给予营养支持。

六、急性腹泻病疗效判断标准

显效：治疗72小时内粪便性状及次数恢复正常，全身症状消失。
有效：治疗72小时粪便性状及次数明显好转，全身症状明显改善。
无效：治疗72小时粪便性状、次数及全身症状均无好转甚至恶化。

（龚锦文　戴虹）

第十二章 瘫 痪

由于瘫痪相关疾病众多，本章主要介绍与瘫痪相关的急重症疾病，其余简要概括，可做鉴别诊断参考。治疗方面涉及神经内科、神经外科、风湿免疫科、呼吸科等多个专科，只能就治疗原则和相关急症进行简要介绍。需要强调的是，第一时间明确诊断，请专科医师或多学科会诊是治疗成功的关键。

一、概述

瘫痪是指骨骼肌随意动作的减退或消失。骨骼肌运动分为随意运动和不随意运动。随意运动受意识控制，接受锥体束支配；不随意运动为不受意识控制的"自发"运动，受锥体外系支配。正常随意运动的完成，需要通过上运动神经元、下运动神经元、正常的肌肉和神经肌传导，这些部位病变均可导致瘫痪。

二、分类

（一）按瘫痪程度分类

瘫痪按程度不同可分为完全性瘫痪（肌力0级）和不完全性瘫痪（肌力1~4级）。临床上肌力的评定采用5级6分法（见表12-1）。

瘫痪较轻时、临床易忽视，下面的检查方法有利于鉴别：

①数指试验：嘱患者伸开全部手指，然后逐个屈曲，患指笨拙或不能屈曲。

②Barre征：嘱患者将双手平伸，并闭眼，保持此姿势几分钟，轻瘫侧上肢首先下降。

表12-1 肌力5级6分法

肌力	描述
0级	完全瘫痪
1级	肌肉可收缩，但不能产生动作
2级	肢体能在床面上移动，但不能抬起
3级	肢体能抗地心引力而抬离床面，但不能抗阻力
4级	能做抗阻力的动作，但较正常为差
5级	正常肌力

(二) 按瘫痪原因分类

按照产生瘫痪的原因分类：上运动神经源性瘫痪、下运动神经源性瘫痪、神经肌肉接头性瘫痪、肌源性瘫痪。

1. 上运动神经元性瘫痪

皮质运动区至支配脊髓前角的锥体束发生病变所产生的瘫痪。

(1) 瘫痪分布：瘫痪范围较广泛。

①单瘫：一个肢体的瘫痪。

②偏瘫：一侧肢体的瘫痪。

③截瘫：双下肢的痉挛性瘫痪。

④四肢瘫：四个肢体的瘫痪。

(2) 临床特点：锥体束损害后牵张反射释放，造成上肢屈肌、下肢伸肌肌张力增高，称为痉挛性瘫。但急性期（休克期）肌张力低下，呈弛缓性。正常受抑制的腱反射被释放，出现腱反射亢进。正常受抑制的原始反射出现，病理反射阳性。无肌肉萎缩（废用性萎缩除外）。

(3) 肌电图检查：传导速度正常，无失神经电位。

(4) 常见疾病：

①短暂脑缺血发作：脑组织一过性缺血引起的短暂而局限的脑功能障碍。瘫痪症状突然发生，持续数分钟至十余分钟，多在1小时内缓解，影像无相应部位脑梗死依据，症状可完全恢复，反复发作。症状多为脑

神经或锥体束损害症状。病因为低灌注或微栓塞（动脉－动脉；心源性）。注意和癫痫、多发性硬化、偏头痛等鉴别。

此时，首先进行 ABCD2 评分（见表 12-2），评分≥3 分，应在神经科住院治疗；0~2 分，门诊治疗。

②脑出血：脑实质内血管破裂引起的出血。55 岁以上中老年人患者居多，多有长期高血压或动脉硬化后的小动脉（例如豆纹动脉）病理性改变，由于各种诱因导致的血压波动而出血。典型出血部位在基底节区，多起病急，进展快，出现意识障碍、偏瘫、呕吐和其他神经系统症状。CT 检查可见颅内血肿高密度影。

表 12-2 ABCD2 评分

	TIA 的临床特征		得分
A	年龄	>60 岁	1
B	血压（mmHg）	收缩压>140 或舒张压>90	1
C	临床症状	单侧无力	1
		不伴有无力的言语障碍	1
D	临床症状持续时间	>60 分钟	1
		10~59 分钟	1
D	糖尿病	有	1

③脑梗死：缺血性脑血管病的总称，包括脑血栓形成、腔隙性梗死，脑栓塞脑血栓形成和腔隙性梗死多和动脉粥样硬化病程相关，安静状态下发病，常有短暂脑缺血发作史。脑部 CT 或 MRI 检查可显示脑组织缺血位置和范围。脑血管造影可提示较大的病变动脉。脑栓塞是指来自身体各部的栓子，经颈动脉和椎动脉进入颅内，阻塞脑血管，引起脑功能障碍。其特点是有栓子来源的原发病，如风湿性心瓣膜病、亚急性细菌性心内膜炎、急性心肌梗死、心房纤颤等。起病急骤，多无前驱症状，多表现为颈内动脉受累症状。CT 检查见与栓塞动脉分布一致的低密度区，脑血管造影可提示闭塞血管。

④神经系统创伤：常见病，多由于交通伤、跌伤、坠落伤、打击伤、火器伤、爆震伤等引起。脑原发、继发损伤部位可以在皮层、皮层下白

质、脑干等，损伤部位影响到皮质运动区皮质下锥体束者，可以引起上运动神经元性瘫痪；创伤后脊髓损伤，可以导致完全性损伤、不完全损伤，形成四肢瘫、截瘫、单侧瘫等。

⑤脑肿瘤：波及大脑皮质运动区的肿瘤可引起对侧肢体不同程度的瘫痪，脑干肿瘤常引起交叉性瘫痪。多数起病缓慢，常有头痛、呕吐和视乳头水肿以及肿瘤所在部位的局部神经功能紊乱。部分肿瘤可以合并出血，因而出现病情急性加重。CT和MRI检查等可以确诊。

⑥急性脊髓炎：多见于青壮年，起病急骤，有一般感染及脊髓横贯性损害的症状和体征，脑脊液中蛋白质及细胞增加。肢体瘫痪先呈弛缓性瘫痪，肌张力减低，腱反射减弱或消失，无病理反射（脊髓休克现象）。数周后脊髓休克现象逐渐减退，肌张力与腱反射恢复增高，并出现病理反射。可伴有自主神经过反射症状。

⑦脊髓蛛网膜炎：起病可急可缓，可因感染、外伤、药物鞘内注射、脊髓或脊椎病变等继发。可先有发热或感冒等症状，随后出现神经根性疼痛与脊髓压迫症状，表现为截瘫或四肢瘫，同时有感觉障碍与括约肌功能障碍。本病常有特征性的多病灶表现，病程较长，病情可起伏不定，时有缓解与复发。脑脊液中蛋白质含量增多，白细胞增多或正常。MRI检查可以协助诊断。

⑧椎管内占位：椎管内病变包括肿瘤、血管病（出血或缺血）。髓外硬膜下病变早期症状是根性疼痛，夜间痛、平卧痛是特征，可因咳嗽、大便和用力而加剧。随着疾病进展出现对侧肢体感觉障碍，由下向上发展，同侧肢体病变平面以下运动障碍。髓内病变疼痛症状少见，常产生节段性分离性感觉障碍、截瘫以及早期大小便失禁。肿瘤患者脑脊液中蛋白质含量增高，可呈蛋白—细胞分离。创伤及出血为急性病程。CT、MRI检查有助于诊断。

⑨脊髓型颈椎病：为颈椎退行性改变导致脊髓受压和/或脊髓供血障碍引起的脊髓功能障碍性疾病，约占颈椎病中的10%~15%，多见于中老年人。脊髓受压、缺血原因多见于：中央型颈椎间盘突出，颈椎后纵韧带骨化，椎管内组织的炎性增厚。表现有颈部不适、疼痛，上肢精细

动作受影响，下肢麻木无力、踩棉花感、步态异常（下肢快速步态困难）、躯体束带感；晚期表现有行走不稳、大小便异常、下肢痉挛、腱反射亢进、踝阵挛及 Babinski 征阳性。73%～100%的患者 MEP 潜伏期延长、波幅下降。

⑩肌萎缩侧索硬化症：以脑干、脊髓和运动皮质中选择性的运动神经元变性为特征的进展性、致死性疾病。大多数患者在发病后的 3～5 年内死于呼吸衰竭。临床上常以一侧上肢远端局部肌肉（如大小鱼际）萎缩、无力开始，逐渐波及对侧，并向上蔓延至前臂、上臂与肩带肌肉，上肢肌力减退，受累肌群常有明显的肌束颤动。随着上肢肌萎缩进展，下肢逐渐出现肌力减退、肌张力增高、腱反射亢进与锥体束征。后期出现进行性延髓麻痹症状。

2. 下运动神经元性瘫痪

脊髓前角、前根、神经丛及周围神经损害后引起的瘫痪。

（1）瘫痪分布：瘫痪多较局限，呈节段性分布或周围性分布，与节段性神经支配或周围神经支配相一致。

（2）临床特点：瘫痪肢体肌张力减低，呈弛缓性瘫痪，肌纤维呈废用性萎缩，可见肌颤。

（3）肌电图检查：神经传导速度减慢，出现失神经电位。

（4）各个部位病变的特点：

①脊髓前角细胞病变：局限于前角细胞的病变引起弛缓性瘫痪，没有感觉障碍，瘫痪分布呈节段型。

②前根病变：瘫痪分布亦呈节段型，因后根常同时受侵犯而出现根性疼痛和节段型感觉障碍。

③神经丛病变：损害常引起一个肢体的多数周围神经的瘫痪和感觉障碍。

④周围神经病变：瘫痪及感觉障碍的分布与每个周围神经支配关系相一致。

(5) 常见疾病：

①神经根型颈椎病：神经根型颈椎病指以颈椎椎间盘退行性改变及其继发性病理改变所导致神经根受压，引起相应神经分布区疼痛为主要临床表现的总称。好发年龄 40~50 岁，男性居多，发病过程多为慢性。根性痛多为单根神经根受累，疼痛常局限于颈、胸或上肢某一特定区域，该神经支配区肌肉的肌力减弱。颈椎旋转、侧屈或后伸可诱发根性痛或使其加剧。可伴肌力减退与肌萎缩，同侧腱反射减弱。X 光片、CT、MRI 可以协助诊断。

②急性脊髓灰质炎：消化道传染，病因为脊髓灰质炎病毒（嗜神经病毒，主要侵犯脊髓灰质前角细胞和脑干神经元）感染。小儿多见、夏秋多发。潜伏期 5~14 天，症状轻重不一。隐性感染占 90%，无症状，仅血抗体阳性；顿挫型表现为发热、咽痛、纳呆、恶心、呕吐、便秘、腹泻等症状；无瘫痪型有无菌性脑膜炎症状，不发生瘫痪；瘫痪型占 0.1%，体温下降时出现肢体瘫痪，48 小时到高峰，体温正常后瘫痪停止发展。瘫痪不对称，多见于一则下肢，感觉存在。也可波及脑干，表现为影响呼吸、循环功能，脑神经症状；波及大脑，表现为脑膜炎症状。脑脊液中细胞数增多，蛋白质含量轻度增高。血中特异性抗体滴度 4 倍以上。

③急性感染性多发性神经根炎：又称炎症性脱髓鞘性多发神经炎或格林-巴利综合征。急性发病，累及多数脊神经、周围神经及脑神经的脱髓鞘疾病。病因多认为和病毒感染及免疫反应有关。病前 1~3 周常有上呼吸道、消化道感染史。呈急性起病，由下肢向上发展，1~2日出现四肢弛缓性瘫。下肢重于上肢，近端重于远端，30% 患者出现腓肠肌压痛，末梢型感觉障碍，可伴有脑神经损害（面神经损害多见）。脑脊液呈蛋白-细胞分离现象，电生理检查及腓肠肌活检可以帮助诊断。

④臂丛神经炎：为自限性疾病，不需要手术治疗。急性起病，表现为突发性肩胛带严重疼痛，常主诉从熟睡中痛醒，以后迅速扩展到肩后部、臂及手，疼痛开始为间歇性，以后转为持续性。多在 1~2 周内消

失。临床症状与体征却不典型,神经根牵拉试验不会加重疼痛,咳嗽、打喷嚏以及颈部 Vasalva 试验都不会诱发疼痛。急性期,肩和臂部活动可加重疼痛,上臂常保持在内收内旋位,被动活动却不受影响,肌力障碍发展快,75% 的患者在发病后 2 周内发生受累的肌肉运动功能丧失,肌力减弱或肌肉萎缩,感觉障碍常觉察不出。正常的生理反射消失,不能引出病理反射。肌电图很少能显示出神经传导速度或振幅的变化,但受累肌肉由于轴突丧失所产生的失神经变却很明显。肌力强度逐渐恢复,但恢复较慢。无特异性治疗方法,激素治疗无效,止痛药或麻醉止痛剂在发病早期是有效的疼痛治疗方法,随着疼痛缓解可应用非类固醇类药,物理治疗对防止肩关节挛缩很有帮助。

⑤脊髓空洞症:脊髓空洞症是脊髓的一种慢性、进行性病变。其特点是脊髓内形成囊肿样改变,并随时间由内向外不断扩大,压迫并损伤脊髓神经组织。大致分两类,一类伴 Chiari 畸形的脊髓空洞;另一类不伴随 Chiari 畸形,即由于创伤、脑膜炎、脑出血、肿瘤或者蛛网膜炎等引起的脊髓空洞。典型症状为感觉分离、无痛性骨关节病、支配节段交感神经功能障碍及肌肉萎缩。病变侵及锥体束及后柱时,可有下运动神经元瘫痪症状,出现下肢深感觉消失,共济失调,病理反射等。MRI 检查显示病变脊髓内空洞形成,呈 T1 低信号,T2 高信号。

⑥中毒性多发性神经病:高度怀疑毒物接触史,毒物包括:重金属(砷、铅、铊、汞),化学复合物(丙烯酰胺、三氯丙烯、二硫化碳、环氧乙烷等),植物和动物毒物(蝉、蛇、鱼肉、河豚、牡蛎、鼠李),药物(异烟肼、乙胺丁醇、甲硝唑、氯霉素、秋水仙碱)。

3. 神经-肌肉接头性瘫痪

神经和肌肉接头部位病变引起的瘫痪称为神经肌肉接点性瘫痪。

中枢神经系统的兴奋信号需神经递质(乙酰胆碱)通过神经-肌肉接头传递到运动末梢,支配骨骼肌产生肌力。重症肌无力(产生乙酰胆碱受体抗体,使乙酰胆碱受体受损)、有机磷中毒(抑制胆碱酯酶活性,乙酰胆碱作用时间过长)、美洲箭毒素(与乙酰胆碱受体结合,阻断乙酰胆碱作用)、肉毒杆菌中毒和高镁血症（乙酰胆碱合成减少）等导致神经肌肉接头处传递障碍，造成肌无力。常见疾病有以下几种。

（1）重症肌无力：是一种神经肌肉接头传递障碍的自身免疫性疾病。症状为全身或局部骨骼肌易疲劳，短期收缩后肌力减退，休息后可恢复，晨轻暮重。眼外肌无力最为常见，首发症状眼外肌麻痹，眼睑下垂为最多见，可有闭目无力、吞咽困难、饮水呛咳、咀嚼无力等。病程具有缓解与复发倾向。急重症为呼吸肌与膈肌受累引起的呼吸困难、紫绀、心率加速，严重时可昏迷以至死亡，称为重症肌无力危象。检查有疲劳试验和新斯的明药物试验、乙酰胆碱受体抗体测定、胸部X线或CT平扫。注意与多发性肌炎、格林-巴利综合征鉴别。

（2）有机磷中毒。

（3）肉毒素中毒。

4. 肌源性瘫痪

肌肉本身的病变引起的瘫痪叫肌肉源性瘫痪。病因与代谢障碍、内分泌障碍、自身免疫因素密切相关。

（1）瘫痪分布：肌肉疾病所致的瘫痪，常不按神经支配分布。

（2）临床特点：对称性无力，近端肌受累重于远端，肌肉疼痛及压痛，肌肉肥大，感觉症状常缺失，有肌张力改变，无病理反射，肌酶升高。

（3）肌电图检查：电位幅度降低或自发性纤颤电位或正相尖波，肌源性损害为主。

（4）常见疾病：

①周期性瘫痪：反复发作的弛缓性肌无力，发作时可伴血钾水平异常，发作间期肌力正常。分为低钾型（最多见），高钾型，正常血钾型。

原发性低血钾型周期性瘫痪：常染色体显性遗传钙通道病，可为家族性，我国多为散发病例。前驱症状有肢体酸痛，麻木感，烦渴多汗，少尿。夜晚或晨醒时发病，肌无力由双下肢延及双上肢，四肢对称性软瘫，近端较重。肌张力减低，腱反射减弱或消失，尿便正常。发作持续

6~24小时或1~2天，个别可长达1周，最早瘫痪的肌肉先恢复。发作间期正常；发作频率不等，数周/数年1次或每天发作。诱因为饱餐，酗酒，过劳，剧烈运动，寒冷，感染，创伤，情绪激动，焦虑等。血清钾降至3.5mmol/L以下，血钠可升高，ECG典型低钾性改变，EMG电位幅度降低，严重者电刺激无反应。

继发性低血钾型周期性瘫痪：包括甲亢性周期性瘫痪、醛固酮增多症、肾小管性酸中毒。甲亢性周期性瘫痪症状与原发性低血钾型周期性瘫痪相似，我国多见，男性居多，发作与甲亢严重程度无关，心律失常较多，T3、T4、TSH检测可鉴别。

高血钾型或正常血钾型周期性瘫痪：为骨骼肌钠通道病，罕见，常染色体显性遗传，10岁前发病，运动后发作，饥饿、寒冷及摄钾可诱发，肌无力始于下肢到躯干、上肢或颈肌、眼外肌，发作<1小时，每日至每年数次。严重时不能移动肢体，但呼吸和吞咽极少受累，发作持续时间长，通常>10天，患者常嗜盐，限盐或补钾可诱发，血清钾正常。

②炎症性肌病：包括多发性肌炎和包涵体肌炎。

多发性肌炎：多种病因引起的自身免疫介导下的骨骼肌间质性炎症浸润及肌纤维变性为特点的综合征。30~60岁为多，女性较多，亚急性起病，病前可有低热，近端及肢带肌无力，严重者呼吸肌受累，有肌萎缩，常伴肌痛、触痛，腱反射不减低，无感觉障碍。急性期血白细胞数升高，血沉增快，血清肌酶CK活性增高，与病变严重性相关，肌活检可见单纤维坏死，肌纤维间淋巴细胞浸润。约1/3的多发性肌炎或皮肌炎患者合并系统性红斑狼疮、类风湿关节炎、干燥综合征、风湿热、混合性结缔组织病等，10%~15%的患者有肺癌等恶性肿瘤。40岁以上发生肌炎，尤其是皮肌炎，应高度警惕潜在的恶性肿瘤。

包涵体肌炎：特发性炎症性肌病的特殊类型，病因不清，50岁后隐袭起病。症状为下肢渐进性无痛性近端肌无力或肌萎缩，其后上肢也出现，双侧多不对称，呈进行性。检查可见血清CK水平正常或轻度升高，肌活检显示肌纤维结构异常或炎症性改变，CD8+T细胞浸润。

③中毒性肌病：酒精、他汀类药物、利福平可以引起中毒性肌病，表现为肌无力。诊断主要取决于临床怀疑，详尽的用药史及通过仔细查找药物信息源可得到诊断。治疗包括脱离有毒物质。

④电解质紊乱。

以上所述几类瘫痪的鉴别见表12-3。

表12-3 瘫痪的鉴别（按病因分）

特点	上运动神经元瘫痪（上瘫）	下运动神经元瘫痪（下瘫）	神经-肌肉接头性、肌源性瘫痪
损害部位	皮质运动区或锥体束	脑神经运动核及其纤维、脊髓前角细胞或前根、脊神经	神经-肌肉接头、肌肉
肌萎缩	无	有	可有
肌束震颤	无	有	无
腱反射	增强	减弱或消失	正常、减弱或消失
肌张力	增高，呈痉挛性	降低	正常或降低
病理征	阳性	阴性	阴性
瘫痪分布	整个肢体	局限	全身或局部、多双侧
肌肉肥大	无	无	多见
肌电图	神经传导正常	神经传导异常	特征性肌接头或肌病改变
肌酶	正常	正常	升高

三、诊断流程

（一）首先排除危重情况

见图12-1。

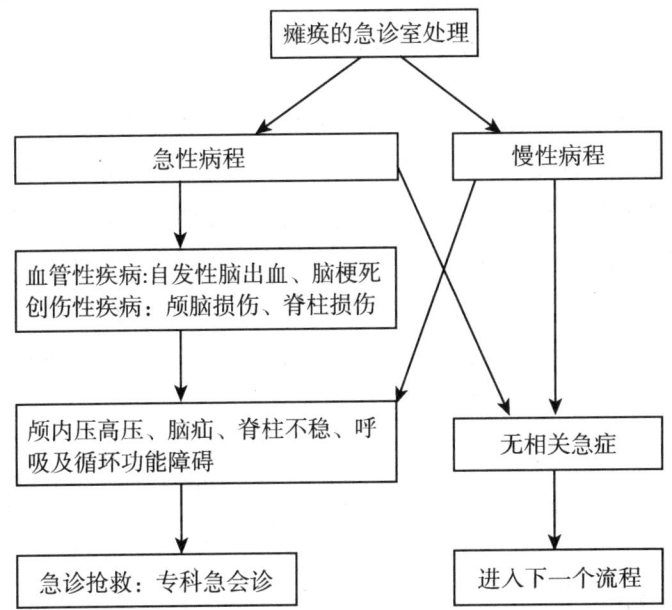

图 12-1 瘫痪的急诊室处理

(二) 明确是否存在真性瘫痪

多种原因可以导致肢体运动障碍。疼痛或骨关节病引起的肢体活动受限；锥体外系疾病（以帕金森综合征多见）所致的运动迟缓甚至僵硬；共济失调患者运动不协调；失用症引起的运用不能；精神患者出现的木僵状态均应注意与瘫痪鉴别。

另外，癔症引起的瘫痪以青年女性多见。此病的发生往往存在有癔症特殊人格基础，由于精神刺激、不良的环境暗示和自我暗示的作用而发病。其特点：

(1) 瘫痪分布：偏瘫、单瘫、截瘫或四肢瘫。

(2) 临床特点：瘫痪程度不一，常变化不定，症状可受暗示而改变。瘫痪与解剖生理规律不符，肌张力、腱反射无改变，无肌肉萎缩及病理征等客观体征。

(3) 肌电图检查：正常。

(三) 定位诊断，定性分析

根据患者的神经系统症状和体征判断病变部位；根据患者的病情特点、起病方式、演变过程、主要表现、伴随情况等进行定性分析。

神经系统疾病的诊断顺序，常规为先定位诊断、后定性诊断。然而，在诊断过程中，二者并非截然分开，并且瘫痪的病因复杂、多有急症。因此，本章以症状为纲，按照起病形式、进展过程、瘫痪部位、伴随症状、体征将定位诊断及定性诊断综合在一起进行诊治，见图 12-2、12-3。

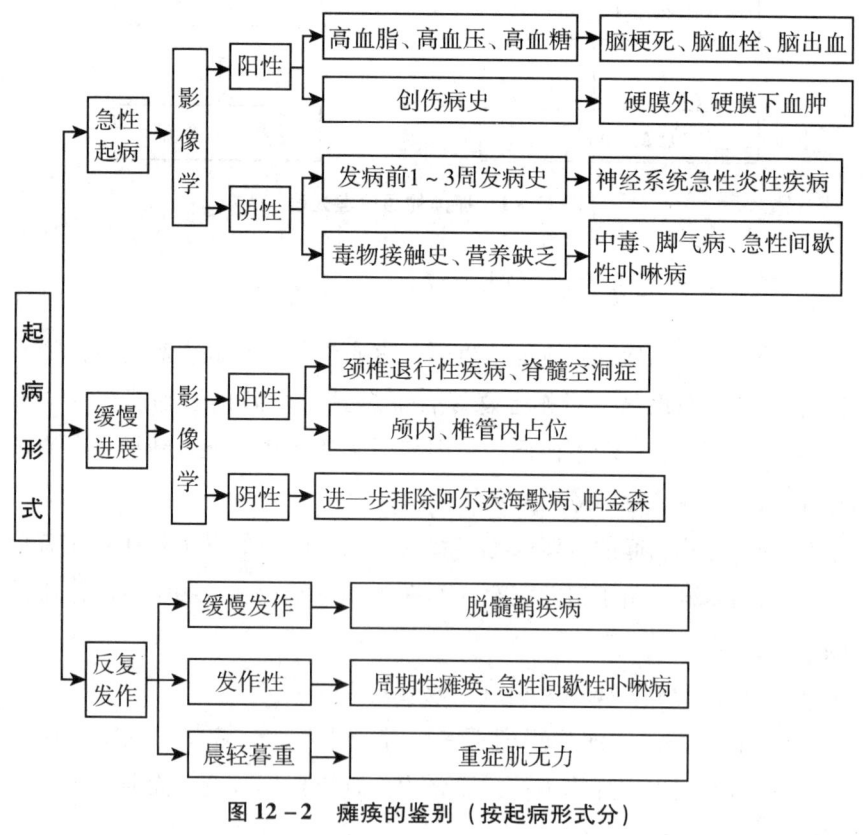

图 12-2 瘫痪的鉴别（按起病形式分）

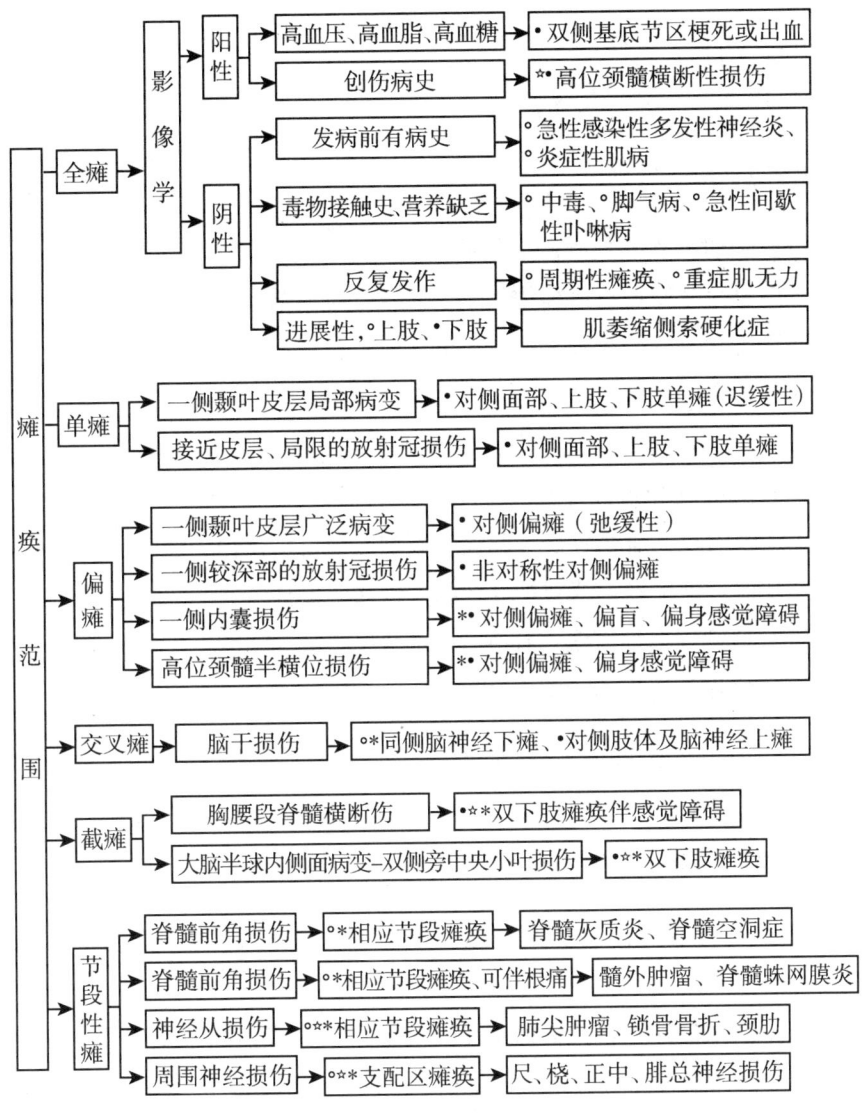

图 12-3 瘫痪的鉴别（按瘫痪范围分）

注：•示上运动神经元瘫痪，。示下运动神经元瘫痪，☆示自主神经功能障碍，＊示感觉障碍。

四、治疗

（一）治疗原则

（1）血管性疾病所致脑、脊髓病变：
①出血性改变：止血药物、调整血压、对症治疗。
②缺血性改变：改善半暗带血液灌注、对症治疗。
③有颅高压或脊髓受压者，手术治疗。
（2）创伤性神经系统损伤：手术治疗。
（3）炎症（免疫介导）：
①病因治疗：血浆置换、免疫抑制剂、免疫球蛋白、激素。
②其他：维生素，营养神经药物，预防并发症。
（4）低钾周期性瘫痪：补钾。
（5）癔症：心理治疗配合药物治疗。

（二）相关急重症治疗概要

1. 急性感染性多发性神经根炎

（1）一般治疗：监护及护理，肢体被动活动，预防长期卧床并发症。

（2）病因治疗：目的为抑制免疫反应，减少或消除致病因子，避免进一步的神经损害。可应用血浆交换、皮质类固醇、免疫球蛋白。

（3）辅助呼吸：呼吸机麻痹是重症格林-巴利综合征的主要危险，呼吸困难、明显缺氧症状者气管插管，呼吸肌辅助呼吸，超过24小时未缓解者气管切开。

2. 周期性瘫痪

（1）原发性低钾性周期性瘫痪：避免诱发因素，补钾。

（2）继发性低钾性周期性瘫痪：避免诱发因素，补钾，治疗原发病。

（3）高钾性周期性瘫痪：避免诱发因素，小剂量排钾利尿药。

*高钾血症（血钾大于 6.5mmol/L）的紧急处理：停钾；20%葡萄糖酸钙静推；高糖胰岛素液静滴；透析或者血液超滤（血钾大于 7.0mmol/L 伴或不伴心律失常）。

3. 重症肌无力治疗

（1）常用治疗：抗胆碱酯酶药，皮质类固醇，免疫抑制剂或血浆置换，免疫球蛋白，胸腺切除。

（2）重症肌无力危象治疗：胆碱酯酶药量不足引起，腾喜龙试验（腾喜龙 10mg 加注射用水稀释至 1ml，静脉注射 2mg，最大 8mg，1 分钟内改善为阳性）阳性。给予足量胆碱酯酶，加皮质类固醇、免疫球蛋白，维持呼吸。

*注意和下面的危象鉴别。

胆碱能危象：呼吸困难等呼吸肌麻痹，伴呕吐、腹痛、腹泻、瞳孔缩小、多汗、流涎、气管分泌物增多、心率减慢、肌肉震颤、痉挛和紧缩感等，为胆碱酯酶药量过量引起，腾喜龙试验阴性或加重。治疗：停用胆碱酯酶药。

反拗危象：对抗胆碱酯酶药物不敏感而出现的严重呼吸困难，腾喜龙试验无反应，此时应停止抗胆碱酯酶药，气管插管或切开，大剂量类固醇激素治疗。

（胡炜　胡星兰）

第十三章 头 痛

一、概述

1. 概念

头痛是指头颅上半部即眉弓、耳郭上部、枕外隆凸连线以上的疼痛。头颅下半部（包括面部、舌部、咽部）疼痛属颅面痛，是常见多发病症。大多数头痛是头颅的疼痛感受器受到某种致痛因素（物理性或化学性）刺激，形成异常神经冲动，经痛觉传导通路传递到脑皮质而产生痛觉。

2. 头部的致痛结构

颅外的有头皮、肌肉、帽状腱膜、骨膜、血管及末梢神经，其中以动脉、肌肉、末梢神经最敏感；颅内的有血管（脑底动脉环及其分支、脑膜动脉、静脉窦及其引流静脉）、硬脑膜（特别是颅底部）、脑神经（主要是三叉、舌咽、迷走神经）和颈 1~3 脊神经分支。

3. 分类

（1）根据头痛程度分为轻度、中度和重度头痛。
（2）根据发病情况分为急性头痛（病程 2 周内）、亚急性头痛（病程 3 个月内）、慢性头痛（病程 3 个月以上）。
（3）根据病因分为原发性头痛（偏头痛、紧张性头痛、丛集性头痛等）、继发性头痛（感染、外伤、血管病、肿瘤等所致头痛）。

二、病因

1. 头颈部肌肉收缩

头颈部肌肉持续性收缩引起的头痛称为紧张性头痛。由于颈部疾病，如骨关节病、颈椎间盘突出、颈部外伤等，引起颈部肌肉紧张性收缩为症状性或继发性紧张型头痛。

2. 血管变化

颅内外动脉扩张可引起头痛，常见的病因有急性血压增高、急性感染、中毒性疾病（酒精中毒、一氧化碳中毒）、代谢性疾病（低血糖、缺氧与高碳酸血症）、脑外伤、癫痫等。颅内血管牵拉、伸展、移位亦可引起头痛，称为牵引性头痛。

3. 颅内压变化

颅内压增高，如脑水肿、脑积水、脑囊虫、静脉窦血栓等，可引起头痛；颅内压降低，如脑脊液漏、腰椎穿刺、腰椎麻醉后及其他医源性原因、颅内占位病变（血肿、脓肿、肿瘤）等，也可引起头痛。

4. 脑神经、脊神经病变

多由于三叉神经、面神经、舌咽神经、颈 1～3 脊神经的炎症、压迫引起。

5. 脑膜刺激

颅内炎症渗出物、出血性脑血管病的血液等刺激脑膜可产生头痛，如脑膜炎、蛛网膜下腔出血。

6. 生化因素

近年来，通过头痛发病机制的研究，特别是对偏头痛的研究，认为头痛的发生与神经介质参与有关。

7. 内分泌因素

一些头痛的复发及缓解与内分泌变化密切相关。偏头痛多发于女性，青春期、月经期易发作，妊娠时缓解，更年期有停止倾向。紧张性头痛在月经期、更年期加重。有些头痛应用激素可发生变化。

8. 牵涉性头痛

眼（弱视、远视、散光、复视、屈光不正、虹膜炎、青光眼）、鼻（鼻炎、鼻窦炎）、耳、口腔等疾病，出现病变区局限性疼痛，也可反射性引起头痛。

9. 精神障碍性头痛

此类头痛是精神障碍所致，有精神病症状，无颅内外结构损害、神经系统检查没有阳性体征，多见于神经症、抑郁症、焦虑症、躯体障碍等。

三、诊断思路

头痛是各种疾病的常见症状，也可以是独立疾病，种类繁多、病因及临床表现复杂。进行正确的诊断、鉴别诊断，合理规范的治疗并非易事。首先需要尽快排除危及生命的系统性或颅内疾病，然后详细询问病史、认真体格检查、针对性地选择辅助检查，科学分析，形成诊断，进而治疗。

（一）问病史

1. 头痛部位

不能为定位诊断提供肯定依据，仅供参考。一般颅外病变头痛部位多与病灶一致，颅内病变头痛部位与病变部位不一定一致。

(1) 眼部痛：青光眼、三叉神经痛、丛集性头痛。

(2) 前头部痛：鼻窦炎、三叉神经痛、颅内肿瘤、丛集性头痛。

(3) 头顶部痛：幕上病变、紧张性头痛。

(4) 后头及颈部痛：脑膜炎、蛛网膜下腔出血、枕神经痛、颅后窝及颈部疾病。

(5) 偏侧头痛：偏头痛、高血压病、血管源性头痛、丛集性头痛、颞动脉炎、鼻窦炎、耳及口腔疾病。

(6) 全头痛：颅内肿瘤、颅内感染、紧张型头痛、低颅压头痛。

2. 头痛性质

(1) 电击、针刺、烧灼样剧痛：多为神经痛，如三叉神经痛、舌咽神经痛。

(2) 突发剧烈头痛：脑出血、蛛网膜下腔出血。

(3) 搏动性跳痛：偏头痛、高血压、血管源性头痛、感染性头痛。

(4) 进行性加重的胀痛、跳痛：颅内占位病变。

(5) 头部紧压感、酸胀痛：紧张性头痛。

(6) 部位性质多变的胀痛、全头痛：精神疾病。

3. 头痛程度

头痛按程度轻重可分3种：轻度头痛，可以忍受，不影响生活和工作；中度头痛，疼痛难以忍受，生活、工作受到影响；重度头痛，疼痛难以忍受，不能正常生活工作。

(1) 轻度头痛见于颅内肿瘤、硬膜下血肿、紧张性头痛。

(2) 中度头痛见于慢性炎症、颅内占位病变，眼、耳、鼻、口腔疾病所致头痛。

(3) 重度头痛见于三叉神经痛、舌咽神经痛、偏头痛、丛集性头痛、脑膜刺激性头痛。

4. 相关时间因素

(1) 发病年龄：偏头痛多见中青年；颞动脉炎通常50岁以后发病；

年龄较大者出现头痛,应警惕器质性疾病,特别是颅内肿瘤。

(2)发生时间:头痛发生时间对诊断有参考意义。

①早晨头痛明显或加重:多见于偏头痛、鼻窦炎、颅内占位病变。

②白天头痛明显:见于偏头痛、三叉神经痛等。

③头痛下午发作:见于紧张性头痛。

④夜间头痛发作:见于丛集性头痛、颅内肿瘤。

(3)持续时间:仅为诊断提供参考。三叉神经痛为发作性剧痛持续数秒钟。偏头痛发作持续一般数小时。持续时间较长的头痛见于颅内占位病变、硬膜下血肿、高颅压症。时间更长的头痛见于紧张型头痛、神经功能性头痛。

5. 头痛伴随症状与体征

(1)视力障碍、视野缺损:

①眼源性头痛、颈内动脉 TIA 或脑梗死:可出现一过性黑矇。

②偏头痛先兆:可有闪光、暗点、视物模糊、偏盲。

③椎-基底动脉 TIA:可有复视、视野缺损。

④颅内肿瘤:如垂体瘤有视野缺损;额叶底部肿瘤,病侧出现视神经萎缩,病变对侧有视乳头水肿,称为 Foster–Kennedy 综合征。

⑤高颅压患者:可出现视乳头水肿。

(2)恶心、呕吐:是头痛经常出现的症状,见于以下情况:

①普通型偏头痛、典型偏头痛、基底动脉型偏头痛及其他血管源性头痛。

②头痛、恶心、呕吐、发热,有脑膜、脑实质损害体征,见于脑膜炎、脑炎、脑脓肿。

③脑血管病:如脑出血、蛛网膜下腔出血。

④高颅压综合征:如特发性颅内压增高、脑肿瘤、颅内血肿、颅脑外伤。

(3)眩晕:头痛伴有眩晕多见于后颅凹病变,如小脑肿瘤、脑干肿瘤、小脑脑桥角肿瘤、小脑脓肿等。

(4)强迫头位:某种头位或体位使头痛加重,为了减轻头痛,保持特殊的头位姿势即强迫头位,多见于脑室系统肿瘤、囊虫、颅后窝或高颈部病变、低颅压头痛。

(5) 神经系统体征:出现意识、语言、脑神经、运动、感觉、反射、脑膜刺激征及自主神经功能障碍,为器质性疾病头痛表现,对定位定性诊断有重要意义,应进行相关辅助检查明确诊断。见于颅脑外伤、脑血管病(脑出血、蛛网膜下腔出血、脑梗死、动脉瘤)、炎症(脑炎、脑膜炎)、肿瘤等。

(6) 精神症状:额叶病变出现反应迟钝、健忘、表情淡漠、欣快、易怒、自治力缺乏。颞叶损害可有情绪异常、淡漠、记忆障碍、人格改变。见于脑血管病、颅脑外伤、炎症、肿瘤、神经梅毒等。

(7) 自主神经症状:偏头痛发作可伴有面色苍白、多汗、心悸等。

6. 诱发、加重、缓解因素

(1) 诱发因素:

①舌咽神经痛:当吞咽、咀嚼、说话、咳嗽、打哈欠时引起疼痛发作。

②三叉神经痛:在疼痛发作分布区有敏感部位,如口角、鼻翼、颊部受触碰后即可引发疼痛发作称为"扳机点"。当说话、进食、刷牙、洗脸时可诱发疼痛发作。

③紧张型头痛:可因情绪紧张激动而诱发。

④丛集性头痛:饮酒诱发。

⑤偏头痛的诱发因素:饮食因素如饮酒、巧克力、含亚硝酸盐肉类、心理因素(应激、紧张、焦虑、抑郁、睡眠障碍)、内分泌因素(月经期、口服避孕药)、环境因素(声、光、气味、高海拔、天气变化)及药物作用(硝酸甘油、利血平等)。

(2) 加重因素:

①鼻窦炎、血管源性、颅内感染、高颅压性颅内肿瘤,可因用力活动使头痛加重。

②后颅凹病变、脑室系统肿瘤、高颈部病变,可因头部处于某种位置使头痛加重。

③鼻窦炎平卧时头痛加重。

④低颅压头痛坐或站立时头痛加重。

(3) 缓解因素：

①药物因素：应详细了解头痛患者用药缓解、减轻情况，用药种类、剂量、疗程、不良反应，对头痛的诊断治疗非常重要。

②非药物因素：偏头痛在睡眠及黑暗安静处休息后缓解；眼源性头痛闭目、休息、睡眠减轻；压迫颈外动脉或颈总动脉，可减轻颅外动脉扩张引起的头痛；颈肌痉挛头痛，按摩、适当活动可减轻；丛集性头痛直立位、低颅压头痛仰卧位可缓解。

7. 家族史

询问家族中是否有头痛患者，对诊断有参考价值。

8. 诊断治疗史

头痛患者尤其是慢性头痛者，在多家医院检查、诊断、治疗，应认真询问阅读临床资料，对进一步检查、诊断、治疗非常重要。分析辅助检查的价值可免去重复检查。进行有针对性的检查，医师的诊断及患者的自我诊断对头痛的诊断、鉴别诊断有参考意义。

治疗效果有助于头痛性质的判断，如应用脱水剂头痛缓解，可能是高颅压症；麦角胺咖啡因治疗有效，应诊断为偏头痛。

了解治疗依从性、副作用，对实施有效治疗方案、防止药物滥用、避免副作用并进行合理有效治疗有重要意义。

（二）体格检查

1. 常规体格检查

(1) 一般检查：

①体温升高见于感染性头痛如脑膜炎、脑炎。

②血压升高可引起头痛，血压明显升高出现剧烈头痛、恶心、呕吐，见于高血压脑病。

③呼吸频率及节律改变，见于颅内压增高者。
④皮下有囊虫结节，应注意脑囊虫所致头痛。
⑤头痛患者发现淋巴结肿大，见于T淋巴细胞性白血病、转移瘤。
（2）头面部检查：
①鼻翼外侧、口唇旁触之疼痛发作，见于三叉神经痛。
②颞颌关节触痛、发出声响或活动受限，见于颞颌关节病变。
③颞动脉增粗变硬或搏动明显，提示颞动脉炎或急性偏头痛发作。
（3）眼、鼻检查：
①头痛有眼球突出，见于眶区肿瘤、海绵窦血栓。
②流泪、结膜充血，见于丛集性头痛。
③一侧眼睑下垂、瞳孔散大、眼球活动受限，注意颅内动脉瘤。
④眼眶、前头部疼痛一定要测眼压，常见于青光眼。
⑤鼻腔分泌物多、鼻窦区有压痛，见于鼻窦炎。
⑥耳部有触痛、分泌物、耳周淋巴结肿大，提示耳部疾病。
（4）颈部检查：
①颈部肌肉发紧、痉挛、僵硬，见于紧张型头痛。
②颈动脉瘤或颈动脉夹层动脉瘤，可有颈动脉球触痛。
③与动脉硬化有关疾病引起的头痛，应检查颈动脉搏动和杂音。
④头痛伴颈部、枕部触发点，多为肌筋膜病变。

2. 神经系统检查

（1）检查内容：意识、眼底、精神状态、语言、脑神经、运动（肌肉容积、肌力、肌张力、共济运动、不自主运动、姿势与步态）、感觉（浅感觉、深感觉、复合感觉）、反射（浅反射、深反射、病理反射）、脑膜刺激征（颈项强直、克尼格征）及自主神经（皮肤、毛发与指甲、括约肌功能、性功能、自主神经反射）。

（2）检查意义：对头痛的定位、定性诊断，鉴别诊断非常重要，阳性体征见于神经系统器质性疾病所致头痛，如外伤、脑血管病、炎症、肿瘤、脑寄生虫病等。

(三) 辅助检查

根据病史、体格检查，多数头痛患者可以做出诊断。辅助检查对器质性疾病头痛的病因诊断、鉴别诊断能提供重要的参考资料。对于病情稳定的慢性头痛患者，如无特殊体检发现，一般不推荐常规进行腰穿、脑电图、神经影像学等进一步检查。如果怀疑继发性头痛的可能，可考虑进行进一步的检查以明确诊断，常用检查方法如下。

1. 常规检查

（1）血液学检查
①感染性头痛，白细胞总数和中性粒细胞可增高。
②寄生虫所致头痛，嗜酸粒细胞增高。
③血液病引起的头痛，应查血常规及必要的骨髓穿刺检查。
④怀疑颞动脉炎，应查血沉、C反应蛋白。
⑤怀疑垂体瘤头痛，应进行内分泌学检查。
⑥肾功能不全头痛，应进行血肌酐和尿素氮检查。

（2）尿常规、粪常规：肾病所致头痛，查尿常规有助诊断。脑囊虫头痛，应查粪便绦虫卵和节片。

2. 颈椎X线检查

颈椎X线检查对诊断颈部疾病引起的头痛有参考意义。

3. 神经影像学检查

（1）神经影像学CT/MRI检查指征：
①刚开始的严重头痛，频率和程度进行性加重的头痛，进行性或新发顽固头痛，慢性头痛，总在一侧的头痛。
②癌症或HIV阳性新发头痛，50岁后出现的头痛。
③症状体征指征：有癫痫发作头痛，发热、恶心、呕吐、颈部强直的头痛，视乳头水肿、认知障碍、人格改变的头痛，伴神经系统局灶症状体征的头痛。

(2) 数字减影血管造影：全脑血管造影是目前临床常用的血管造影技术，能清楚地显示血管走行、狭窄、闭塞、移位及血流异常，是诊断与头痛相关血管疾病如脑梗死、动脉瘤、动静脉畸形、静脉和静脉窦病变的金标准。

4. 脑电图

脑生物电活动的检查技术，可以通过测定自发有节律的生物电活动，了解脑功能状态。脑电图是癫痫所致头痛诊断的客观方法。对诊断颅内血肿、脑炎、脑脓肿、中毒代谢脑病引起的头痛有参考价值。

5. 经颅超声多普勒（TCD）检查

是利用超声波的多普勒效应检查脑血管及血流动力学的技术。

6. 眼、耳、鼻、口腔检查

眼、耳、鼻、口腔的一些疾病均可引起头面痛，根据临床诊断需要应进行相关的辅助检查。

7. 腰椎穿刺

腰椎穿刺（简称"腰穿"）脑脊液检查是诊断头痛病因的常用方法，用于蛛网膜下腔出血、脑膜炎、脑炎、脑膜转移癌、脑瘤、高颅压或低颅压头痛的诊断，要注意适应证和禁忌证。脑脊液检查包括常规检查（压力和动力学试验、性状、细胞和微生物）、生化检查（蛋白质、糖、氯化物、病毒学和血清学）。

（四）区别原发性头痛与继发性头痛

在上述了解病史、体格检查、辅助检查的基础上，首先要区别是原发性头痛还是继发性头痛。

1. 以下情况提示继发性头痛

（1）头痛症状与可引起头痛的疾病之间存在因果关系：如果某新发

头痛的首次发作与某种可能引起头痛的疾病在时间点上存在密切关系，方可认为该头痛是缘于该疾病的继发性头痛。

（2）突然发生的头痛：需考虑蛛网膜下腔出血、脑出血、瘤卒中、脑外伤、颅内占位病变，尤其是后颅窝占位病变的可能，可行神经影像学、腰穿等检查。

（3）逐渐加重的头痛：需排除颅内肿瘤、硬膜下血肿等可能，神经影像学检查可以鉴别。对于发作频率逐渐增加的慢性头痛患者还需排除止痛药过量使用性头痛的可能。

（4）伴有系统性病变征象（如发热、颈强直、皮疹）的头痛：应注意颅内感染、系统性感染、结缔组织疾病、血管炎等可能，除了神经影像学检查外，可进行相应的血液检查和脑脊液检查。

（5）伴有视乳头水肿、神经系统局灶性症状和体征（除典型的视觉、感觉先兆之外）、认知障碍的头痛：多继发于颅内占位病变、颅内静脉窦血栓形成、动静脉畸形、颅内感染、卒中、结缔组织疾病等情况，需行神经影像学、脑电图、腰穿或血液检查等以明确诊断。

（6）50岁后的新发头痛：可行神经影像学检查排除颅内占位病变，如疑有颞动脉炎应检测血沉、C反应蛋白水平，必要时可活检确诊。

（7）妊娠期或产后头痛：需注意皮质静脉及静脉窦血栓形成、垂体卒中的可能，可行MRV等神经影像学检查。

（8）癌症患者或艾滋病（AIDS）患者出现的新发头痛：应进行神经影像学、腰穿等检查，排除转移瘤、机会性感染等可能。

2. 以下情况考虑原发性头痛

（1）病史和体检不提示有任何可以引起继发性头痛的疾病存在。

（2）虽然提示有患该疾病可能，但是进一步的检查排除了此病。

（3）虽有此疾病，但是头痛的首次发作与该病在时间点上没有密切的关系。

（五）原发性头痛鉴别诊断

见表13-1。

表13-1 三种原发性头痛鉴别诊断表

临床特点		偏头痛	紧张性头痛	丛集性头痛
男：女		25：75	40：60	90：10
偏　　侧		60%单侧	双侧/单侧	单侧
部　　位		前额/眶周/颞部/半侧头部	弥漫	眶周/眶后
头痛性质特点	发作频率	1~4次/月	1~30次/月	1~3次/日
	疼痛程度	中度或者重度	轻/中度	极严重
	持续时间	4~72小时	不定	15分钟~3小时
	疼痛性质	单侧性，搏动性	钝痛	持续性尖痛/钻痛
	周期	±	-	2~3个月，间歇性
	运动后加重	+++	-	-
伴随症	恶心/呕吐	+++	-	±
	畏光/恐声	+++	-	±
	自主神经症状*	±	-	+++
家族史		+++	-	-

注：自主神经症状指同侧结膜充血和（或）流泪，同侧鼻塞和（或）流涕，同侧眼睑水肿，同侧额部出汗，同侧瞳孔缩小和（或）眼睑下垂，躁动或感觉不安。

四、诊治流程

见图13-1、13-2，表13-2。

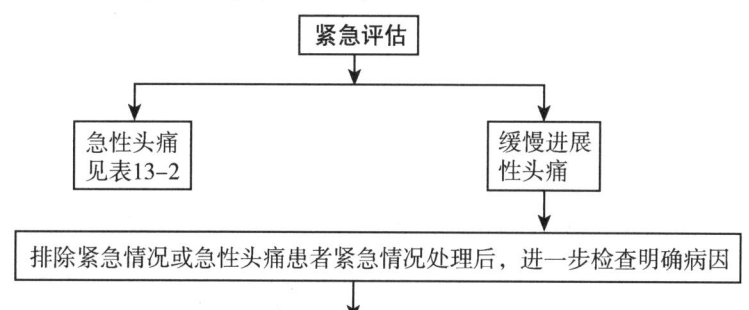

图13-1 进展性头痛鉴别诊断流程

注：DSA-全脑血管造影，EEG-脑电图，EMG-肌电图。

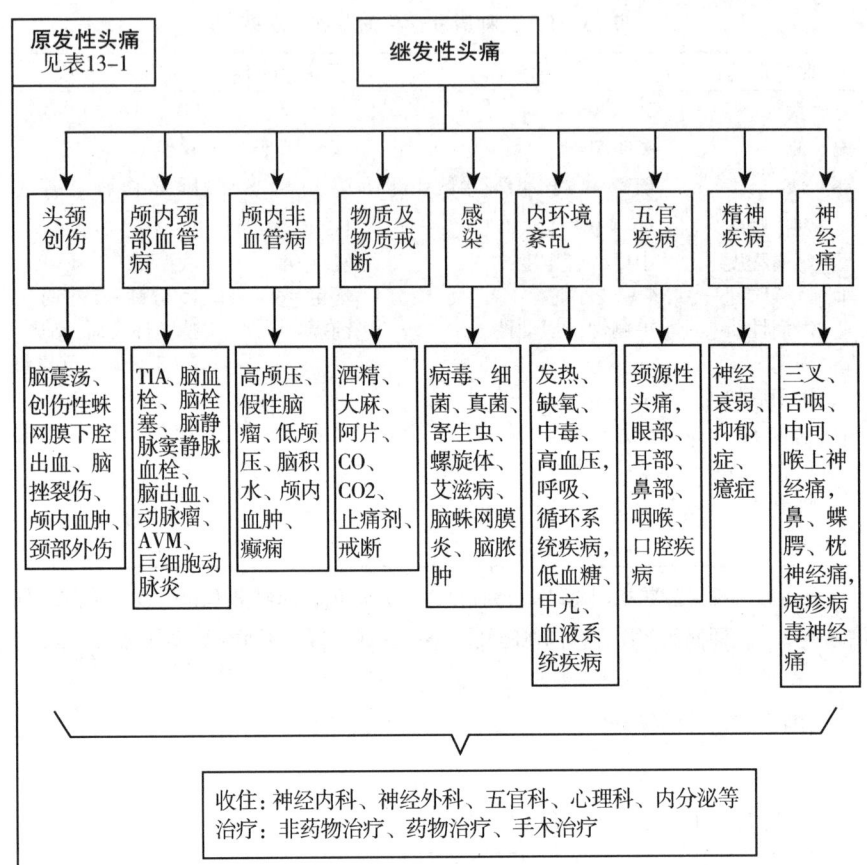

图 13-2 原发性头痛、继发性头痛诊治流程

表 13-2 急性头痛评估要点

疼痛程度	主要症状体征	辅助检查	诊断	治疗
重度	脑膜刺激征、颅内压增高、意识障碍	CT	脑出血(大量)、蛛网膜下腔出血	急诊处置： 1. 降颅压、降眼压 2. 专科急会诊
重度	高热、意识障碍、脑膜刺激征、颅内压增高	脑脊液/血常规	细菌性脑膜炎、乙型脑炎	
重度	眼压急剧增高、畏光流泪、视力下降	眼压	急性闭角型青光眼	
中度	急性表现、反复发作，特征性头痛	CT（排除）	颅神经疾病、偏头痛、丛集性头痛	门诊或者住院治疗
中度	亚急性病程、渐进性、颅内压增高	CT、脑脊液（排除）	特发性良性颅内压增高	
中度	低热、性情改变、嗜睡、渐进性颅内压增高	脑脊液/血常规	结核性脑膜炎	急诊住院治疗

（胡炜　龚敏勇）

第十四章 抽 搐

一、概述

1. 概念

抽搐是指四肢、躯干和（或）颜面骨骼肌非自主的强直与阵挛性收缩，是神经科常见的症状之一，可由脑部、全身性疾病或神经症所致。

2. 分类

临床分类按照是否由脑部神经元异常放电引起分为：

（1）痫性抽搐：全身性强直阵挛性抽搐；全身强直性抽搐；全身阵挛性抽搐；全身阵挛性抽搐；局限性痫性抽搐。

（2）非痫性抽搐：手足抽搐；癔症性抽搐。

3. 症候群

现在临床抽搐的概念是一组症候群，不是一种疾病，包含以下症状：

（1）阵挛：一组肌肉节律性单向性一连串收缩与松弛。

（2）肌阵挛：特指一组肌肉急速收缩，节律和幅度不规整，分布不对称，不同步。

（3）强直：一组肌肉持续收缩。痫性抽搐或低钙、低镁、呼吸性碱中毒等引起的间歇性强直。

（4）痉挛：一组肌肉强直样收缩，通常指癫痫患者的全身肌肉收缩。

（5）强直阵挛：肌群收缩表现为强直性和阵挛性先后出现。临床癫痫或惊厥时的表现。

抽搐反复发作时可伴有意识障碍，亦可有感觉、情感、行为和自主神经功能的异常。

二、病因与发病机制

（一）病因

引起抽搐发作的病因很多，可分为特发性与症状性。

1. 特发性

常由于先天性脑部不稳定状态所致，多为遗传因素引起。

2. 症状性

（1）脑部疾病：

①感染：如脑炎、脑膜炎、脑脓肿、脑结核瘤、脑灰质炎等。

②外伤：如产伤、颅脑外伤等。

③肿瘤：包括原发性肿瘤、脑转移瘤。

④血管疾病：如脑出血、蛛网膜下腔出血、高血压脑病、脑栓塞、脑血栓形成、脑缺氧等。

⑤寄生虫病：如脑型疟疾、脑血吸虫病、脑包虫病、脑囊虫病等。

⑥其他：先天性脑发育障碍；原因未明的大脑变性，如结节性硬化、播散性硬化、核黄疸等。

（2）全身性疾病：

①感染：如急性胃肠炎、中毒型菌痢、链球菌败血症、中耳炎、百日咳、狂犬病、破伤风等。小儿高热惊厥主要由急性感染所致。

②中毒：内源性，如尿毒症、肝性脑病；外源性，如酒精、苯、铅、砷、汞、氯喹、阿托品、樟脑、白果、有机磷等中毒。

③心血管疾病：高血压脑病或阿斯综合征等。

④代谢障碍：如低血糖、低钙及低镁血症、急性间歇性血卟啉病、子痫、维生素 B_6 缺乏等。其中低血钙可表现为典型的手足搐搦症。

⑤风湿免疫系统疾病：如系统性红斑狼疮、脑血管炎等。

⑥其他：如突然撤停安眠药、抗癫痫药，还可见于热射病、溺水、窒息、触电等。

（3）神经症：癔症性抽搐或惊厥。

（二）发病机制

1. 痫性抽搐

发病机制见图 14-1。

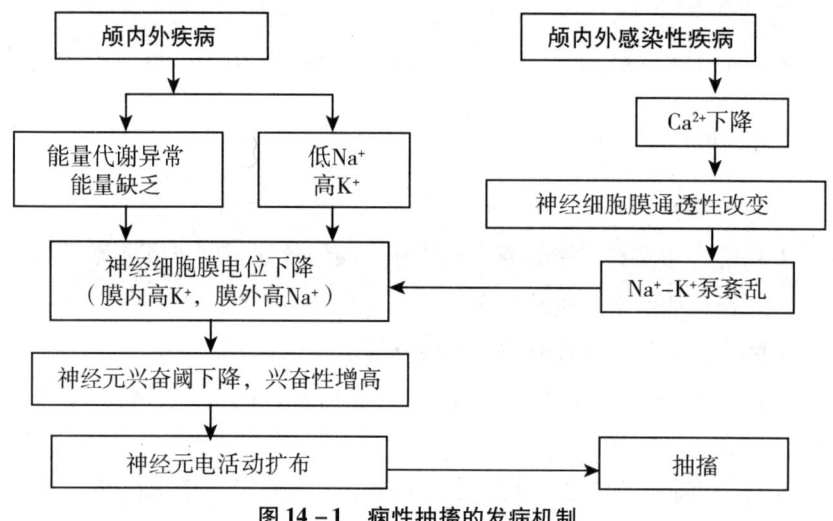

图 14-1　痫性抽搐的发病机制

2. 非痫性抽搐

发病机制见图 14-2。

三、诊治流程

（一）紧急评估与急救

1. 急性发作

见图 14-3。

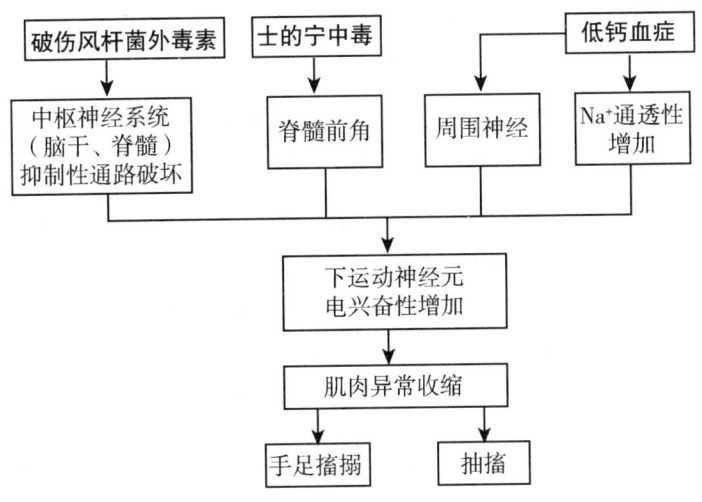

图 14-2　非病性抽搐的发病机制

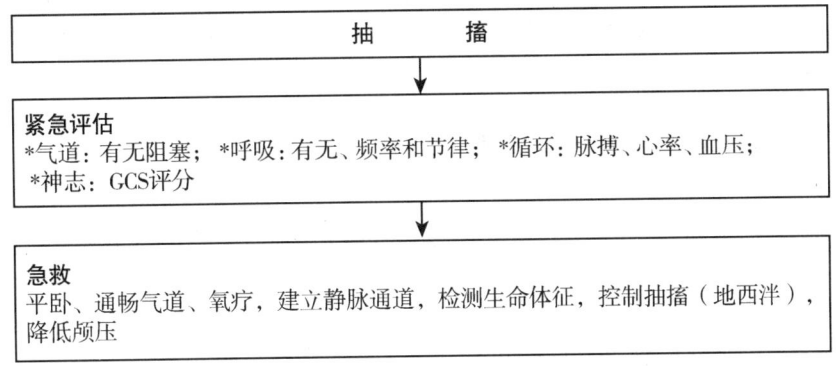

图 14-3　抽搐急性发作的急诊处理流程

(1) 气道：查看并判断气道有无阻塞。侧卧位、面向一侧，清除气道异物，可以防止误吸和窒息。

(2) 呼吸：查看并判断有无呼吸，呼吸的频率和节律。无呼吸，启动心肺复苏。

(3) 循环：检查脉搏、心率、血压的情况。如无循环，启动心肺复苏。

(4) 神志：是否伴有意识丧失，并评分（见表 14-1）。

(5) 体温：高热惊厥患者，首先控制体温。

(6) 控制抽搐：抽搐时间超过 5 分钟，需要尽快控制抽搐。首选地西泮 10mg 静脉缓推（速度不宜超过 2~5mg/min），如无效 10 分钟后再给药一次。

表 14-1 格拉斯哥昏迷评分（GCS）

睁眼反应	得分	言语反应	得分	运动反应	得分
正常睁眼	4	回答正确	5	按指令完成动作	6
呼唤睁眼	3	回答错误	4	对疼痛刺激能定位	5
刺痛睁眼	2	言语错乱	3	对刺痛有躲避反应	4
无睁眼	1	仅有发声	2	刺痛时肢体屈曲（去皮质状态）	3
		无反应	1	刺痛时肢体过伸（去大脑状态）	2
				无反应	1

2. 病因诊断及治疗流程

无前述情况或经处理解除危及生命的情况时，诊断及治疗流程见图 14-4。

（二）进一步问诊、检查

1. 询问病史

仔细询问抽搐的全过程：
（1）抽搐最初发作的年龄。
（2）有无诱发因素，情绪、饮食、疲劳和月经等之间的关系。
（3）抽搐发作有无先兆，如躯体麻木、眼前闪光、视物模糊、耳鸣、怪味、胃气上升等，也应通过家人或目击者询问患者发作时有无潮红、瞪视、无意识的动作和语言等。
（4）是全身性抽搐还是局限性抽搐，如为全身性抽搐应问及从何处开始，又如何波及全身。
（5）抽搐时症状，有无肢体伸直、屈曲、阵挛，有无全身旋转动作，有无口吐白沫和血沫、大小便失禁；有无眼、颈、躯干向一侧旋转，有无跌倒、跌伤、舌咬破和尿失禁等情况。抽搐时有无意识丧失，如有意识障碍，应询问持续时间。

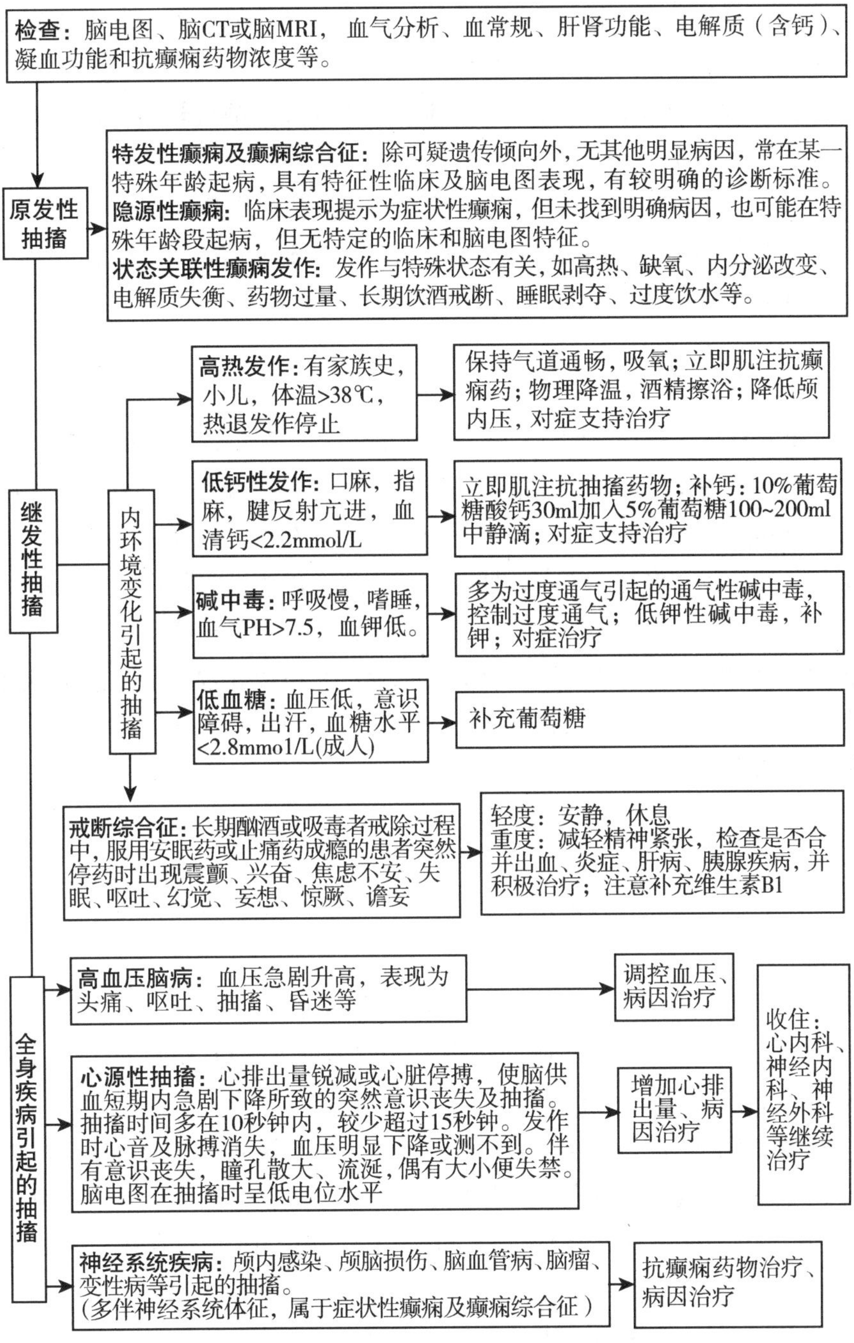

检查：脑电图、脑CT或脑MRI、血气分析、血常规、肝肾功能、电解质（含钙）、凝血功能和抗癫痫药物浓度等。

原发性抽搐
- **特发性癫痫及癫痫综合征**：除可疑遗传倾向外，无其他明显病因，常在某一特殊年龄起病，具有特征性临床及脑电图表现，有较明确的诊断标准。
- **隐源性癫痫**：临床表现提示为症状性癫痫，但未找到明确病因，也可能在特殊年龄段起病，但无特定的临床和脑电图特征。
- **状态关联性癫痫发作**：发作与特殊状态有关，如高热、缺氧、内分泌改变、电解质失衡、药物过量、长期饮酒戒断、睡眠剥夺、过度饮水等。

继发性抽搐

内环境变化引起的抽搐

- **高热发作**：有家族史，小儿，体温>38℃，热退发作停止 → 保持气道通畅，吸氧；立即肌注抗癫痫药；物理降温，酒精擦浴；降低颅内压，对症支持治疗
- **低钙性发作**：口麻，指麻，腱反射亢进，血清钙<2.2mmol/L → 立即肌注抗抽搐药物；补钙：10%葡萄糖酸钙30ml加入5%葡萄糖100~200ml中静滴；对症支持治疗
- **碱中毒**：呼吸慢，嗜睡，血气PH>7.5，血钾低。 → 多为过度通气引起的通气性碱中毒，控制过度通气；低钾性碱中毒，补钾；对症治疗
- **低血糖**：血压低，意识障碍，出汗，血糖水平<2.8mmol/L(成人) → 补充葡萄糖

戒断综合征：长期酗酒或吸毒者戒除过程中，服用安眠药或止痛药成瘾的患者突然停药时出现震颤、兴奋、焦虑不安、失眠、呕吐、幻觉、妄想、惊厥、谵妄
→ 轻度：安静、休息
重度：减轻精神紧张，检查是否合并出血、炎症、肝病、胰腺疾病，并积极治疗；注意补充维生素B1

全身疾病引起的抽搐

- **高血压脑病**：血压急剧升高，表现为头痛、呕吐、抽搐、昏迷等 → 调控血压、病因治疗
- **心源性抽搐**：心排出量锐减或心脏停搏，使脑供血短期内急剧下降所致的突然意识丧失及抽搐。抽搐时间多在10秒钟内，较少超过15秒钟。发作时心音及脉搏消失，血压明显下降或测不到。伴有意识丧失，瞳孔散大、流涎，偶有大小便失禁。脑电图在抽搐时呈低电位水平 → 增加心排出量、病因治疗
- **神经系统疾病**：颅内感染、颅脑损伤、脑血管病、脑瘤、变性病等引起的抽搐。（多伴神经系统体征，属于症状性癫痫及癫痫综合征） → 抗癫痫药物治疗、病因治疗

收住：心内科、神经内科、神经外科等继续治疗

图14-4　抽搐病因诊断及治疗流程

（6）抽搐发病后症状，有无昏睡、头痛和肢体瘫痪等。发作间歇期有无症状。

（7）抽搐前病史，病前有无脑部炎症性疾病、脑血管病、遗传性疾病、头部外伤等。

（8）抽搐前有无用药史，例如某些抗精神病药物等。

（9）抽搐发作的频率，应询问自发作以来的发作频率，以及过去的治疗和效果等。

2. 体格检查

对于抽搐发作期患者，应检查发作的起始部位，侵及的肌肉和肌群，是局限性抽搐发作还是向其他部位逐渐扩展，或起始时即为全身性抽搐。肢体抽搐发作的扩展顺序，有无强直、阵挛，有无全身性旋转动作，有无模仿性动作和重复性语言，抽搐时是否伴有震颤、舞蹈样和手足徐动样动作。观察抽搐发作的频率、幅度、节律。有无某种特殊的姿势。精神因素对抽搐发作频率的影响有无意识障碍和精神异常，是否存在脑膜刺激征，注意患者抽搐发作时的眼位变化，是否伴有瞳孔的异常，眼睑和睑裂的变化。

3. 实验室检查

（1）血气分析：根据检查结果，"三步法"判断患者是否存在呼吸性碱中毒。

第一步：$pH \leqslant 7.35$ 为酸中毒，$pH \geqslant 7.45$ 为碱中毒。

第二步：pH 值和 $PaCO_2$ 同向改变（$PaCO_2$ 增加，pH 值也升高）为代谢性，异向改变为呼吸性。

第三步：正常 $PaCO_2$ 为 40mmHg；$PaCO_2$ 每改变 10mmHg，pH 值改变 0.08 ± 0.02，按此比例改变，为单纯性酸/碱中毒；实际 pH 值低于理论 pH 值，存在代谢性酸中毒；实际 pH 值高于理论 pH 值，存在代谢性碱中毒。

呼吸性碱中毒是指由于肺通气过度使血浆 H_2CO_3 浓度或 $PaCO_2$ 原发性减少，而导致 pH 值升高（>7.45）。此类患者因为钙离子进入细胞内，导致游离钙减少。常因精神性过度通气、代谢性过程异常、乏氧性缺氧、中枢神经系统疾患、革兰阴性杆菌败血症、人工呼吸过度、妊娠等原因引起，表现为手、足、面部特别是口周麻木并有针刺样感觉，胸闷、胸痛、头昏、恐惧，甚至四肢抽搐，呼吸浅而慢。

（2）其他血液检查：血常规能够明确是否存在感染；肝肾功能检查能够了解是否存在肝性脑病等；电解质（含钙）了解是否低钙；既往有服用抗癫痫药物史者，应检查抗癫痫药物浓度。

（3）影像检查：脑 CT 或 MRI 了解颅内是否存在引起抽搐的器质性病变。头部 MRI 癫痫平扫并海马相检查、功能磁共振波谱和 PET 检查可用于癫痫源的综合定位。

（4）脑电图：通过脑电图检查可以了解脑部异常放电的情况，是癫痫确诊的确切依据之一，是诊断癫痫最常用的一种辅助检查方法。该方法通过测定自发的有节律的生物电活动以了解脑功能状态。50% 以上的癫痫患者在发作间期可见到癫痫样放电，出现棘波、尖波、棘慢波综合、多棘波以及尖慢波综合等。重复脑电图检查，或应用过度换气、闪光刺激、剥夺睡眠、睡眠诱发等方法可提高脑电图检查结果的阳性率。如果在发作时脑电图完全正常，则癔病性发作的可能性更大。电视录像-脑电同步监视系统有助于癫痫和癔病性发作的鉴别。

附：癫痫持续状态

在引起抽搐的诸多疾病中，癫痫是最主要的一类，癫痫中临床关注较多的是癫痫持续状态（SE）。不仅仅因为这是一种急重症，更因为人们对它的新认识。

1. 定义

（1）传统定义：国内目前广泛使用的 SE 定义是"短时间内频繁发作，全身性发作在两次之间意识不恢复，单次发作至少持续 30 分钟以上"。但是，长期以来国际癫痫学界就这个问题一直没有达成共识。例如有人认为发作 5 分钟就需要积极干预，有人说 10 分钟，而定义认为 30 分钟才算持续状态。

（2）新定义：最近，学者给了癫痫持续状态一个新定义，癫痫持续状态是由于终止癫痫的机制失灵或有了新的致痫机制，导致了异常久（time 1）的痫性发作。这有可能对脑造成持久性的损伤（发作持续 time 2 以后），可能的损伤包括：神经元死亡、神经元损伤、神经元网络改变。依发作类型和发作持续时间不同，造成的损伤也各异。

（3）笔者对新定义的理解：

①时间：time 1（t1）：超过这个时间，痫性发作很有可能会一直持续下去。time 2（t2）：指的是可能会出现永久性损伤（即前面列的神经元死亡等）的持续时间。然而，癫痫发作类型复杂，癫痫持续状态可分为惊厥性和非惊厥性两大类，然后又可以分为几十类，因此 t1，t2 没有一个统一的时间。

②痫性发作：这种类型发作的临床征象没有停止，换句话说，即临床发作没有停止；两次临床发作的间期中枢神经系统的功能没有恢复到正常基线。

2. 分类

（1）临床上常将本病分为非难治性癫痫持续状态、难治性癫痫持续状态、恶性难治性癫痫持续状态。癫痫持续状态发生后，用足量的2~3种一线抗癫痫持续状态的药物，如安定（地西泮）、苯巴比妥、苯妥英钠、氯硝安定（氯硝西泮）等，治疗后发作仍然没有停止，持续1小时以上的称为难治性癫痫持续状态。恶性难治性癫痫持续状态则是指即使多种抗癫痫和药物诱导昏迷等治疗后，患者的发作仍然没有停止，且持续数周甚至数月，这种情况见于约20%的成年难治性癫痫持续状态，称为恶性难治性癫痫持续状态。难治性癫痫持续状态占成人癫痫持续状态的9%~40%，在儿童癫痫持续状态中高达70%。

（2）另外一种分类方式将本病分为惊厥性癫痫持续状态、非惊厥性癫痫持续状态。

非惊厥性癫痫持续状态是一种持续的痫性发作电活动和无抽搐的临床症状的状态。可以定义为某种程度上的行为和/或精神心理过程改变，伴随脑电图上连续癫痫样放电。虽然此类没有癫痫没有抽搐，但是因为其临床发作具有隐蔽性，容易误诊，因而在此叙述。非惊厥性癫痫持续状态的3种临床表现包括意识改变、精神异常、行为异常，诊断的3要素包括反复的临床发作、脑电图痫样放电、抗癫痫药物有效。

所有癫痫持续状态患者在临床发作停止后20~30分钟仍有意识障碍时，应该接受脑电图检查，因为20%的患者在早期治疗后可能转变成非惊厥性癫痫持续状态。

3. 治疗

（1）常规治疗：

①保持呼吸道通畅，立即将患者的头转向一侧，清除口中分泌物，防止吸入和窒息。用外裹纱布的压舌板垫在上下白齿之间，以防舌和颊的咬伤，同时有利于呼吸通畅。有气道阻塞者及早行器官切开，吸氧。

②立即对患者进行心电、血压、呼吸、脑电的监测，必要时行血气分析，生化全项检查，查找发病原因并治疗。

③建立静脉通道，保持输液通畅，评估心肺功能，维持正常血压。

④治疗并发症，控制脑水肿，可适当应用20%甘露醇250ml静滴，控制体温，物理降温或戴冰帽，应用广谱抗生素治疗和预防感染，纠正

代谢紊乱如低血糖、低血钙、高渗状态及肝性脑病,并给予营养支持治疗。

⑤静脉注射抗癫痫药物终止抽搐,首选安定,难以终止者,可以在呼吸道管理的情况下应用麻醉剂量的咪达唑仑、异丙酚。

⑥查找病因。

⑦神志清醒后,改为口服或鼻饲抗癫痫药物。

(2) 非难治性癫痫持续状态:

①保持呼吸道通畅,如果有代谢异常则需要进行血气分析,吸氧,心电图和血压监测也是必要的。

②必要时静脉补糖和维生素,了解抗癫痫药物血浓度水平,进行肝肾功能测定,血生化的检查也是必要的。同时还需要迅速确定癫痫持续状态的病因(证据水平:好的临床实践验证)。

③终止发作:安定、苯巴比妥、苯妥英钠、氯硝安定。

(3) 难治性癫痫持续状态:

难治性癫痫持续状态治疗的首要任务就是要迅速终止发作,治疗的目标是实现临床发作的终止和脑电图上痫样放电的消失。

由于脑部和全身并发症的风险增加,因此,这类患者首先要应用麻醉剂量的咪达唑仑、异丙酚。由于没有强有力的证据证实首选麻醉药,因而,麻醉药在以上治疗失败后才应用。

(胡炜　胡星兰)

第十五章 眩 晕

人体在静态和动态运动中的空间平衡主要是通过前庭觉（壶腹嵴和耳石）、本体觉和视觉系统的协同作用，在大脑皮质严密调控下完成的，涉及部位包括半规管、耳石器、前庭核、视器、脑干、脊髓、小脑、大脑皮层，以半规管、耳石器为平衡感觉感受器，以前庭核团为联络核心，以大脑皮层为感知合成终端，构成了前庭系统神经通路，此通路左右对称，确保了人体动与静的平衡和协调。前庭系统神经通路的损伤，即上述部位的损伤，造成人体动与静平衡和协调的紊乱，在大脑皮层形成眩晕、头晕的错觉。

一、概述

多种疾病损伤前庭系统神经通路，可以造成平衡觉的紊乱，形成眩晕和头晕症状。眩晕指的是自身或环境的旋转、摆动感，是一种运动幻觉；头晕指的是自身不稳感。二者发病机制不一致，但可以是同一疾病不同时期的两种症状；而头昏指的是头脑不清晰感。

二、病因及常见疾病

根据疾病发生的部位，眩晕主要分为周围性和中枢性（见表15-1）。周围性眩晕占30%~50%，其中良性发作性位置性眩晕的发病率居单病种首位，其次为梅尼埃病和前庭神经炎；中枢性眩晕占20%~30%。此外，精神疾病和全身疾病相关性头晕分别占15%~50%和5%~30%，尚有15%~25%的眩晕原因不明。

表 15-1 眩晕的主要病因分类及常见疾病

分类	病因	常见病
中枢性	血管源性	椎基底动脉供血不足（VBI）、锁骨下动脉盗血综合征、小脑或脑干梗死、小脑或脑干出血、多发性大动脉炎
	肿瘤	小脑或脑干肿瘤、桥小脑角肿瘤
	感染	各种类型的脑炎、脑膜炎
	外伤	迷路震荡、迷路出血、脑干挫伤
	颈椎、颅颈交界区	颅底凹陷、齿状突半脱位、椎动脉型颈椎病等
	药物性眩晕	卡马西平、苯妥英钠、汞、铅、砷、氨基糖苷类、万古霉素
	其他原因	偏头痛性眩晕（MV）、癫痫性眩晕、多发性硬化、全身性疾病
周围性	无听力障碍	良性发作性位置性眩晕（BPPV）、前庭神经元炎（VN）、上半规管裂综合征、双侧前庭病、家族性眩晕、变压性眩晕
	伴听力障碍	梅尼埃病（MD）、迷路炎、外淋巴瘘、大前庭水管综合征、突发性聋、前庭阵发症、耳硬化症、自身免疫性内耳病

1. 耳源性病因

（1）良性发作性位置性眩晕：耳石膜缺血缺氧变性破碎后的碎片沉积于后半规管壶腹嵴顶所致，特定头位（头一侧后仰或头转动）后经短暂潜伏期（2~10秒）后突发旋转性眩晕，持续数秒至30秒，伴短暂的眼震，无听力障碍及其他神经系统症状。本病有自限性，多于数天至数月后自愈。

（2）梅尼埃病：膜迷路积水引起的内耳疾病。以突发性眩晕、耳鸣（早期低调，晚期高调）、耳聋或眼球震颤（简称"眼震"）为主要临床表现，有明显的发作期和间歇期。多数患者耳聋在眩晕发作期加重，间歇期好转，并每况愈下。

（3）前庭神经元炎：病因不清，呈流行性，可能为病毒感染，病变部位在前庭神经元。起病突然，病前有发热、上感或泌尿道感染病史，眩晕突出，头转动时加剧，数小时至数日达高峰，后渐减轻。多无耳鸣、耳聋（仅30%有耳蜗症状，严重者倾倒、恶心、呕吐、面色苍白），病初有明显的眼震，快相向健侧。前庭功能检查显示单侧或双侧反应减弱，部分患者痊愈后前庭功能恢复。病程数天到6周，逐渐恢复，少数患者可复发。

（4）迷路炎：细菌、病毒、毒物或药物引起，迷路炎性或变性疾病；前庭和耳蜗症状多较严重。

（5）迷路卒中：椎-基底动脉发出的内听动脉痉挛、闭塞或出血所致。突发剧烈的旋转性眩晕，伴眼震、恶心、呕吐和耳鸣、耳聋，但神志清醒。

2. 血管源性

（1）椎-基底动脉供血不足：老年人眩晕的常见原因。多有动脉硬化、糖尿病、心脏病、椎动脉狭窄、颈椎病、颈部外伤、低血压等因素，在此基础上椎-基底血管突然狭窄或闭塞，或血压突然下降引起的椎-基底血管的血流低灌注。

①临床表现：患者突然出现眩晕或视物晃动（前庭供血受影响者出现眩晕，未受影响者仅出现视物晃动），同时伴发至少一种椎-基底动脉供血不足的症状、体征，如复视、视野缺损、眼球震颤、听力下降、构音不良、运动障碍（一侧肢体或面部）、感觉障碍、猝倒、共济失调、晕厥。

②分类：按照病理基础的不同分为短暂脑缺血发作和慢性脑供血不足两种，二者均为中老年人常见的可逆性发作性缺血性脑血管病，且仅发生于椎基底动脉系统；临床表现主要以眩晕、构音障碍、复视、面部麻木、视野缺损或视物模糊及共济失调等为主要表现。

③鉴别：短暂脑缺血发作的病因以微栓子引起的栓塞为主，而慢性脑供血不足则多与血流动力学紊乱有关；短暂脑缺血发作可发生于年轻人，且多伴有瓣膜病变，而慢性脑供血不足则常为中老年人，且常伴有心功能不全；慢性脑供血不足较短暂脑缺血发作更易表现为反复发作，症状波动；短暂脑缺血发作在诊断方面比较强调持续时间界限，至少目前大多数人仍认为以24小时为界，而慢性脑供血不足并未明确规定其持续时间；部分短暂脑缺血发作患者头颅CT或MRI可发现小梗死灶，但

不一定是责任病灶，而慢性脑供血不足影像学检查上常无责任病灶；短暂脑缺血发作需要进行心脏多普勒检查，慢性脑供血不足需要借助 MR 或 CT 的血管成像或灌注成像进行早期诊断。确诊尚需除外耳源性疾病和其他眩晕。

④特殊类型：多发性大动脉炎为本病的一特殊病因。多发性大动脉炎为主动脉及其分支的慢性进行性闭塞性炎症，也称为无脉病、主动脉弓综合征。临床以女性多见，任何年龄均可发病，但以青年多见。是一种自身免疫性疾病，因动脉狭窄致椎－基底动脉供血不足时可致眩晕发作。

椎－基底动脉供血不足是后循环梗死的前兆，临床要加强重视，针对原发病积极治疗。

（2）延髓背外侧综合征：小脑后下闭塞即 Wallenberg 综合征，常见于中、老年人，多有脑血管病的危险因素。前庭核受累：突发剧烈旋转性眩晕，眼震，恶心、呕吐；前庭脊髓束受累：病侧肢体共济失调，向病侧倾跌；疑核受累：病侧软腭、声带麻痹，声音嘶哑，吞咽困难；三叉神经脊束核受累：同侧面部及对侧肢体呈交叉性浅感觉减退。前庭功能一般正常。头部 MRI 显示延髓背外侧部异常信号病灶。延髓外侧综合征尚可出现孤立性的眩晕和共济失调，应避免误诊为迷路疾病。

（3）锁骨下动脉盗血综合征：锁骨下动脉在椎动脉发出前发生狭窄或闭塞，患侧上肢活动可致血液从椎－基底动脉逆流进入上肢，出现椎基底动脉缺血的表现，如眩晕、晕厥、后枕部疼痛等。患侧脉搏减弱或消失，锁骨下动脉区域可闻及血管性杂音。双侧上肢血压相差 2.7 kPa（20mmHg）以上。血管造影可证实诊断。

（4）小脑出血：临床表现为突然眩晕、恶心、呕吐、头痛、意识障碍。偶可出现眼震，但严重程度不等。神经系统定位体征可不明显，查体可仅见肌张力降低，腱反射降低。突发眩晕常为其首发症状，且伴有剧烈的恶心和呕吐，并发（或无）梗阻性脑积水者很快出现颅内压增高和枕骨大孔疝。头部 CT 可见小脑出血。

3. 颈部及颅颈交界区疾病

（1）椎动脉型颈椎病：颈椎及附近软组织病变/椎动脉病变/颈交感

神经丛受刺激，致椎动脉痉挛或椎动脉受压导致后循环缺血。多由头部突然转动引起：内耳（眩晕、恶心、呕吐、耳鸣）、小脑（共济失调、平衡障碍）、脑干（黑矇、复视）症状。此病与颈椎增生程度无关，而与增生位置直接相关。

（2）颅底凹陷、齿状突半脱位：少见，可能为骨性结构对颅底神经结构的推移作用，引起前庭系统的兴奋性增加。

4. 脑肿瘤

（1）小脑桥脑角肿瘤：单侧耳鸣及听力减迟，渐而出现眩晕（摇摆、不稳感），旋转性眩晕少见；相继出现同侧面神经、三叉神经及小脑症状和体征；CT、MRI 可见内听道扩大及瘤体。

（2）脑干肿瘤：逐渐出现持续性的偏瘫或病灶同侧脑神经和对侧肢体的交叉性瘫、眩晕及眼球震颤，但多不伴有听力减退。

（3）小脑肿瘤：眩晕常见病因，眩晕形式多种多样，多伴有眼球震颤及头痛。

（4）第四脑室肿瘤：肿物堵塞脑脊液通道引起急性颅内压增高，患者常取固定头位；头位改变可诱发眩晕及眼震，某种头位时出现突发性眩晕、头痛、呕吐，甚至意识障碍，称为 Brun 氏征。

5. 颅脑外伤

此种病因临床上常见。

（1）迷路震荡：可迅速出现旋转性眩晕、恶心、呕吐、耳聋，以后由于大脑的代偿作用而在较短时间内康复。

（2）迷路出血：其所致的眩晕持续时间较长。

（3）颅底骨折：可直接损伤第Ⅷ对脑神经，而迅速出现眩晕、眼震、耳聋。

（4）脑干挫伤：眩晕较常见且较持久，其形式多不呈旋转性，不伴有听力障碍，但伴有其他脑神经或脑干内的上、下行神经传导束受损症状。

6. 感染

（1）各种类型的脑炎、脑膜炎、流行性眩晕：有感染病史；疾病直接或间接损伤前庭神经、神经核及其传导通路而出现眩晕。

（2）全身感染的高热：高热刺激了内耳迷路引起其功能亢进所致。

7. 中毒

耳毒性药物损害第Ⅷ对脑神经而引起眩晕。持续性的周围景物颠簸不稳，少呈旋转性，行走不稳、步态蹒跚，一般无呕吐，静卧时好转。苯妥英钠导致小脑中毒亦引起眩晕，症状一般较轻，常伴步态不稳和共济失调，停药后减轻。

8. 多发性硬化

可见于任何年龄，以20~30岁发病居多。男女之比约为2∶3。临床表现较为复杂，少数患者可有眩晕表现，其他表现可见视力减退、感觉异常、共济失调、眼球运动障碍、发作性抽搐、性功能障碍、尿便障碍、出汗异常、手足发凉、情感异常、截瘫和偏瘫等。

9. 癫痫

癫痫性眩晕是由前庭系统中枢神经元的异常放电所导致的短暂、突发及反复发生的自身或周围景象的旋转、飘动、倾斜及空间坠落感等错觉，通常迅速恢复，持续数秒或数十秒，且常反复频繁发生，发作与姿势改变无关，有时可能伴有与脑内病变部位相关的一些症状和体征。发作时脑电图特征性改变，一侧或双侧颞区尖波、慢波发放为重要诊断依据。

10. 全身性疾病

（1）心源性头晕：心律失常，脑供血不足引起，也包含严重的心脏疾病，例如心肌梗死引起的心律失常等。颈动脉窦过敏综合征，颈部突然受压（衣领过紧、突然转颈）使过敏的颈动脉窦受刺激，反射性心率变慢、血压下降,内耳迷路供血急剧不足引起眩晕。直立性低血压,血压过低,内耳迷路和脑供血不足而引起眩晕发作。

(2) 中度或重度贫血:贫血患者用力或运动使氧耗过量,从而使内耳迷路缺氧,导致眩晕发作。

(3) 低血糖:血糖过低内耳迷路神经细胞能源不够而引起,伴出汗、无力。

(4) 高黏血症:血流淤滞,内耳迷路供血供氧不足引起。

三、诊断及治疗要点

(一) 诊疗中的主要问题

眩晕虽然是急诊常见病、多发病,但是,医师要有足够的重视。因为这也是一些危重病的主要临床表现。并且,多数患者对主观感觉不能准确地描述,很难区别前庭性病因与精神性病因;脑血管病并非一定表现为眩晕,很多时候只是头晕;而真性眩晕也出现于原发性心脏病而被称为心源性眩晕;窦性心动过缓、直立性低血压、急性血容量减少可以造成晕厥前兆,严重贫血可造成非特异性头晕。

以上种种单凭症状均易造成误诊。另外,临床医师不了解前庭康复的重要性,长期应用前庭抑制药物,延缓了前庭功能恢复;采用手法复位治疗良性发作性位置性眩晕的比率过低等。这就要求我们:及时识别危及生命的眩晕挽救生命,采用正确的检查方法明确诊断,诊治良性眩晕提高生活质量。

(二) 鉴别眩晕、头晕和头昏

眩晕病因繁多,发病机制复杂,概念上与头晕和头昏易发生混淆,常易导致误查、误诊,因而误治。

1. 受损靶器官不同

眩晕的受损靶器官是主管转体等运动平衡功能的内耳迷路半规管壶

腹嵴至大脑前庭投射区间的神经系统，当人为因素（如自动转体或半规管功能试验等）或病变导致功能过强、下降或两侧失对称，并超出了大脑调控能力时，会引起眩晕发作，伴恶心、呕吐、眼球震颤及站立不稳或倾倒等伴发症状和体征。

头晕的受损靶器官分别（或同时）是本体觉、视觉、耳石觉（主管静态和直线运动中的平衡功能）等相关（主要是神经）系统。这些单一或多系统外周感觉神经的信息传入失真和（或）不一致，并超出了大脑调控能力时，所引起的一种自身摇晃不稳感。

头昏的受损靶器官是主管人类高级神经活动的大脑皮质，由多种器质性、功能性疾病或长期脑力过劳等导致大脑皮质功能（兴奋性、抑制性以及二者相互转换和诱导的灵活性等）的整体弱化，所引起的一种持续性头脑昏昏沉沉和不清晰的感觉。

由上可见眩晕、头晕和头昏实由不同靶器官受损所引发的三种不同性质的临床征象，如临诊中不加区分，将会导致病灶的错误定位、相继的错查和错治，应引起医师们的重视和警惕。

2. 功能检查方法不同

眩晕主要是分别通过前庭—眼球反射、半规管的温度和转体等多种临床和实验室检查方法进行的，并可协助病灶的定位、定侧诊断。

头晕主要是分别通过本体觉、视觉、耳石觉的临床检查，以及感觉神经传导速度、视觉生理仪、耳石平衡仪、升降仪等多种实验室检查方法进行的，并可协助病灶的定位和定侧。

头昏主要是分别通过问诊、功能性脑电图、简易认知和言语功能量表、条件反射、脑力负荷试验等多种临床和实验室方法，对大脑皮质兴奋性（特别是其耐受力）和抑制性（特别是其鉴别抑制）两个过程的强度、相互转换和相互诱导的灵活性和力度，以及对负荷试验的反应性予以检查的。

3. 治疗原则不同

除病因、血管活性药和神经保护剂等共性治疗外，眩晕的治疗原则是以镇眩晕和促进前庭代偿功能的早日康复（尽量不用或少用镇静剂，以免影响前庭代偿功能的恢复）为主；头晕的治疗原则是加强致病病因的治疗和促进神经功能恢复的药物治疗主；头昏的治疗原则是以正确的劳逸结合、生活规律、促进脑细胞功能的药物治疗、减轻脑力负荷和思想压力为主。

4. 关于眩晕、头晕和头昏的并存问题

众所周知，一位患者可同时由一种或多种病因引发一个或多个靶器官受损，导致多种临床征象并存的情况相当多见。可见由多个靶器官同时受损和不同发病机制所引发的眩晕、头晕和头昏的并存，是完全可以理解和无容置疑的。如迷路缺血同时损伤距离很近的迷路半规管和前庭两处功能时，将会首先引起眩晕和头晕的并存，若时间较长大脑皮质功能被弱化时又可出现头昏症状；重症眩晕发作后的短期头晕或病情未达眩晕发作程度的一过性头晕，以及前庭核上（前庭－皮质束）病变患者所表现的头晕，会给诊疗带来某些困难。但从发病机制上推测，前者可能与前庭核和大脑代偿调控功能以及整个病情还未及时恢复有关，后二者可能因其前庭神经核的功能未受到损伤或受损很轻，或其前庭核和大脑的代偿调控功能建立得较快较好，病情未达到引发眩晕发作的程度所致。但不论情况如何，眩晕、头晕和头昏出现的先后次序和轻重程度应各有别，且各自的功能检查结果也不尽相同。

由上可见，三者受损靶器官、发病机制、临床表现各有差异，治疗决策也是决然不同的，因此加强上述三者间的区别，对提高眩晕诊治水平具有重大价值（表15-2）。如不严加区分，势必会带来认识上混乱和诊疗上的失误。

（三）眩晕定位、定性诊断

在具体诊断过程中，眩晕的定性诊断与定位诊断是不可能截然分开的，在确定眩晕病变部位的同时也常可为确定病变的性质提出某些思路。如内耳迷路病变多由耳部疾病、动脉硬化和高血压等血管性疾患引起。因此，眩晕病变的定性、定位诊断应是相互参考和同时进行的。

表15-2 眩晕、头晕和头昏的鉴别

鉴别	受损靶器官	发病机制	临床表现	治疗决策
眩晕	半规管壶腹嵴至脑前庭神经系统	调节运动平衡的功能下降、过强或两侧失对称,超出大脑调控能力	旋转等运动幻觉	抗眩
头晕	视觉、深感觉、耳石系统	外周静态平衡信息传入失真,超出大脑平衡调节能力	身体摇晃和不稳的一种感觉	抗晕
头昏	器质性、功能性疾病或长期脑力过劳	大脑皮质功能弱化	不清醒感	皮质功能促进药物

1. 临床诊断要点

按照惯例应尽可能地用一个病灶来解释所有临床现象,但临床上多病灶的病例亦不少见,值得注意。

(1) 病史和查体是诊断的基石:根据问诊、查体和眩晕的分类,特别是对专科及神经系统症状的详细了解,常常能够做出病变的定位甚至定性诊断。

(2) 专科和实验室检查为诊断提供佐证:通过听力、半规管功能、眼震电图和听觉诱发电位等专科检查以及影像学等实验室检查可为耳源性、血管性、肿瘤性和外伤性眩晕的定性诊断提供佐证。

(3) 重视眩晕的常见伴发症状、体征:眼球震颤、倾倒、自主神经症状、眼倾斜反应为鉴别病变部位及性质提供了早期的依据,甚至在影像学证据之前让医师有一个初步判断,这对鉴别急重症患者有重要意义。

2. 定位诊断

临床上常将眩晕分为周围性眩晕与中枢性眩晕(见表15-3)。在此基础上以有无听力障碍及其他脑神经和脑干、小脑的损伤,作为耳源性、前庭神经性、脑干性和小脑性眩晕病变定位诊断的一组重要依据。如伴发一侧听力障碍的眩晕,多考虑耳部和脑底病变(如耳源性、前庭神经性眩晕,因耳蜗和前庭神经相距甚近而易同时受损之故)。如伴有其他脑神经和(或)脑干、小脑实质受损症状,多考虑脑底和(或)脑部病变

(前庭神经性、脑性眩晕)。如眩晕、眼震、倾倒和恶心、呕吐等症状同时出现,多考虑内耳迷路、前庭神经或前庭神经核病变(耳源性、前庭神经性、前庭神经核性眩晕);前庭神经核以上的脑干病变,常因其低位的前庭迷走神经反射弧不受影响,故临床上不出现恶心、呕吐等自主神经系统症状。

表15-3 周围性眩晕与中枢性眩晕的鉴别

	周围性眩晕	中枢性眩晕
病变位置	内耳迷路、前庭神经、前庭神经核	小脑、脑干、大脑(多后颅窝)
眩晕特点	重、反复、短,能描述,头部运动和睁眼加重	轻、持续、长,不能描述,头部运动和睁眼无明显加重
位置性眼震	2~10秒潜伏期、短暂、较快适应	无潜伏期,持续性
听力检查	多有异常和耳鸣	多正常和无耳鸣
脊髓反射	多往前庭功能低下侧倾倒	不稳定
中枢症状体征	无	常有
自主神经症状	明显而严重	多不明显或缺如

(1)耳性眩晕:内耳迷路半规管病变所致。方向性眩晕,水平眼震,恶心和呕吐明显,头动、睁眼加重;病侧听力下降、半规管功能检查异常,有耳疾既往史,无其他脑神经或脑损伤症状、体征。

(2)前庭神经性眩晕:前庭神经病变所致。眩晕和伴随症状同耳性眩晕,可伴病侧耳鸣、听力障碍,伴有同侧邻近第Ⅴ、Ⅶ、Ⅸ、Ⅹ对脑神经受损症状。

(3)脑性眩晕:

①前庭神经核性眩晕:前庭神经核病变所致。眩晕和伴随症状同耳性眩晕,伴有同侧邻近第Ⅴ、Ⅶ、Ⅸ、Ⅹ对脑神经受损症状。无病侧耳鸣、听力障碍,伴对侧运动、感觉长束受损症状和体征。

②脑干性眩晕:脑干眩晕传入径路(前庭小脑红核丘脑束)病变所致。较少见,不能明确地叙述眩晕性质和方向,头部运动和睁眼无加重,眼震常呈垂直或旋转型且持续时间长,常伴有邻近的脑神经、运动和(或)感觉长束等脑实质受损症状和体征。无恶心、呕吐,无病侧听力

障碍（因听觉纤维从两侧脑干上升）。

③大脑性眩晕：颞上回前庭皮质区病变所致。眩晕与脑干性眩晕相似，无听力障碍和恶心、呕吐等症状，但可伴有邻近大脑受损症状和体征。常以癫痫先兆或癫痫发作形式出现，可有癫痫型脑电异常。

④小脑性眩晕：小脑绒球、小结叶病变所致。眩晕和伴随症状同耳性眩晕，无耳鸣和听力障碍，有同侧小脑实质受损症状和体征。

（4）颈性眩晕：颈椎增生或椎动脉病变引起内耳迷路和（或）前庭神经核缺血所致。耳性和（或）前庭神经核性眩晕症状，伴颈椎增生或脱位、椎动脉狭窄或缺如。

（5）偏头痛性眩晕：前庭症状（真性眩晕），有偏头痛发作病史，两次眩晕发作之间有以下一项偏头痛症状：偏头痛样头痛、畏光、畏声、视觉及其他先兆。

3. 定性诊断

眩晕多由耳和神经系统疾病引起，也可继发于其他系统疾病，故在定性诊断时应根据眩晕的临床特点、实验室检查和有关专科检查综合进行分析。临床上病因不同，诊断时定性不同。

（1）感染性：起病急或亚急性，病情于数日或数周内达到高峰。神经体征较广泛，病前和（或）病中多伴有感染、发热史，血象和脑脊液检查可有炎性反应，如耳部感染、前庭神经元炎、脑炎和脑膜炎等。高热患者的眩晕发作多因高温血液刺激了半规管神经纤维所致。

（2）血管性：起病急骤，病情可于数分钟、数小时或数天内达到高峰。病前多有相应的血管性疾病既往史，并可有相应的阳性查体和影像学检查所见。多见于内耳迷路、椎动脉或后下小脑动脉缺血性损伤以及小脑出血等。

（3）外伤性：有明显的颅脑和（或）耳部外伤史。起病急，大多在外伤后立即或稍后出现眩晕发作，影像学检查可发现伤及内耳迷路的岩骨骨折、脑蛛网膜下腔和（或）脑干出血等。

（4）中毒性：具有明确的毒物接触史或耳毒药物服用史。急性中毒起病急和伴有急性中毒症状；慢性中毒则起病隐袭，多与职业或环境有关。病史询问或相关化验可协助诊断。

（5）占位性：起病缓慢，呈进行性加重，其中以小脑桥脑角部位的听神经瘤、胆脂瘤最为多见。当肿瘤长大时可伴有耳蜗神经等其他邻近脑神经和运动、感觉传导束等脑实质受损症状和体征，如影响脑脊液循环时还可伴发头痛、呕吐和视神经乳头水肿等颅内压增高症状。MRI 检查可协助确诊。

（6）代谢障碍性：大多起病缓慢，具有代谢障碍病史及其相应的化验表现，如糖尿病、尿毒症和黄疸病等。

（7）先天遗传性：多幼年发病，少数也可在成年后发病。如扁平颅底和 Arnold-Chiari 畸形等，由于小脑、脑干和基底动脉受压而导致眩晕和相应的神经体征。影像学的异常可协助诊断。

（8）其他：如变性、癫痫和其他躯体性疾病等。

4. 伴发症状、体征

（1）眼球震颤：前庭性眼球震颤乃是一种不自主的节律性眼球颤动。双眼先向一侧慢慢转动（称慢相运动），然后急速转回（称快相运动）。水平型眼震多见于耳性、前庭神经性和核性眩晕，持续时间较短；垂直型或旋转型眼震多见于脑性眩晕，持续时间较长，甚至可长期存在。

（2）耳蜗症状：耳鸣、耳聋、耳堵塞感，对定位诊断有意义。

（3）倾倒：患者闭目站立或行走时躯干向眼震慢相（半规管功能低下）侧倾倒。因眩晕和眼球震颤导致患者的倾倒性幻觉，大脑受此幻觉影响错误矫正体位向眼震慢相侧倾斜。

（4）自主神经症状：常见的有恶心、呕吐、心动过缓、血压低下、肠蠕动亢进、便意频繁，系因前庭迷走神经反射功能亢进所致。其反射弧为：来自一侧半规管的神经兴奋→同侧前庭内侧核→经双侧前庭延脑束→迷走神经背运动核、疑核和孤束核→相应脏器。以耳性、前庭神经性和核性眩晕患者为剧，除小脑绒球、结节病变外的其他脑性眩晕患者缺如（因其低位的前庭迷走神经反射弧未受影响）。

（5）眼倾斜反应（OTR）：是由一侧病变导致的耳石重力传导通路张力不平衡的表现，是眩晕诊断的重要体征之一。表现为两眼不在一个水平面上，或双眼球在垂直方向上的偏斜，或头向一侧倾斜。其表现的症状为复视。由于中枢的代偿机制常很快消失，单纯且持续较长的眼偏斜不多见。OTR在脑干小脑急性脑血管病很常见，因此OTR亦被称为"基底动脉栓塞先兆"。

（四）常用查体和实验室检查

1. 注意点

因眩晕可由多学科多系统疾病引起，且可伴发其他神经系统损伤。故除一般常规查体和实验室检查以外，尚需重点注意下述方面的检查。

（1）查体：注意有无强迫头位，耳部和乳突有无病变迹象。对颅脑外伤患者应注意创伤的程度、位置、范围以及耳颞部有无出血、骨折和脑脊液漏等情况；乳突、眼眶、颞枕部及颈部有无血管杂音；有无颈项强直和活动受限，颈部活动有否引起眩晕或原有眩晕的加重（如有应注意颈部活动的方向及其幅度），颈部动脉触诊有无扭曲、硬化和触压痛，必要时尚需进行椎动脉压迫试验。

（2）神经系统检查：如有无其他脑神经（特别是第Ⅴ~Ⅶ和Ⅸ~Ⅻ对）和运动、感觉神经传导束的受损，以及脑膜刺激征等神经体征。对部分重症患者尚应做眼底检查，了解有无眼底视神经乳头水肿和视网膜出血等重症情况。

2. 常用检查

（1）椎动脉压迫试验：患者仰卧位、四肢伸直，医师双手固定其头部（避免转头对前庭迷路直接刺激而致眩晕）。如需了解右侧椎动脉是否供血不足，向左侧缓慢而最大限度转动身体，以促使右侧颈椎的环枢椎关节向前下方运动而导致右侧椎动脉受压，当右侧椎动脉供血不足时引起内耳迷路和脑干的缺血，出现眩晕等，即椎动脉压迫试验阳性。

（2）Dix-Hallpike检查：是确定良性发作性位置性眩晕的常用方法。患者坐于检查床，检查者位于患者后方，双手扶头，迅速移动头位至悬头位（约45°）和头左偏45°。出现一过性眼震和眩晕为阳性。

(3) 音叉试验：部分眩晕患者存在耳蜗病变，常用音叉试验检测听觉有无异常和确定耳聋的性质，见表 15-4。

表 15-4 音叉试验

	Rinne 法	Weber 法	Schwabach 法
正常	+	居中	与正常人相等
传导性耳聋	-	偏向患侧	延长
神经性耳聋	短 +	偏向健侧	缩短
混合性耳聋	短 + 或短 -	不定	缩短

(4) 测双上肢血压：判断是否存在锁骨下动脉狭窄。

(5) 测立卧位血压：诊断体位性低血压的依据。

(6) 冰盐水试验：半规管内淋巴液受到温度刺激发生流动，刺激壶腹嵴而引起前庭反应。患者仰卧，头后仰 60°，此时外半规管呈垂直位（壶腹向上），以空针吸冰水 2~4ml，慢慢注入一侧外耳道。使冰水触及鼓膜 20 秒。观察眼震的持续时间和潜伏期。根据具体表现判断前庭功能减退、消失或亢进。

(7) 鼓膜象：注意有无中耳炎并注意中耳炎的类型，检查有无瘘孔症。

(8) 眼震：明确有无眼震，眼震方向，眼震性质、类型、振幅、频率，是自发性还是诱发性眼震。水平性眼震常见于梅尼埃病、中耳炎等末梢性疾患；旋转性眼震常见于良性位置性眩晕；垂直性眼震常见于中枢疾患尤以小脑和脑干病变出现率高。

(9) 平衡功能检查：令患者双脚并拢，头保持正位，先睁眼后闭眼，各观察 30 秒，观察有无摇晃和倾倒并注意方向和程度。睁眼和闭眼均有明显摇晃并向后方倾倒时，应考虑中枢性障碍；如明显向一侧倾倒，可能有该侧迷路或小脑病变；仅于闭目后出现摇晃或倾倒，为前庭障碍或深感觉障碍的特征。

3. 实验室检查

(1) 血液：血细胞压积、血液黏度、纤维蛋白原，红细胞脆性、变形率及其电泳速度、血小板计数、黏附性及其聚集性，以及同型半胱氨酸、抗心磷脂抗体和 C 反应蛋白等有关检查。

（2）影像学：颞骨岩部螺旋 CT（对骨迷路的检查效果较佳）、内耳迷路 MRI 及其水成像（对膜迷路的检查效果较佳），以及超高速电子束 CT（EBT）扫描（对心脏、颈部和颅内动脉的检查效果较佳）和 TCD 等检查。

（3）电生理：电测听、听觉诱发电位、眼震电图、中耳功能分析、声阻抗和脑电图等检查。

（4）脑脊液及中耳液：外观、压力、细胞学、生化以及有关的抗原和抗体检查。

四、治疗原则

（一）急性发作期的处理

（1）一般处理：卧床、休息、减少和避免头颈部的活动和声、光刺激。

（2）适当控制水和盐的摄入，以免内耳迷路和前庭核水肿。

（3）排除严重器质性病变后，眩晕剧烈者，可立即选用异丙嗪 50mg、安定 10mg、苯巴比妥 0.1g 肌肉注射。一般多能立即入睡数小时，醒后症状多消失。醒后如仍有眩晕者，可重复上述药物 1～2 次，以尽快控制眩晕发作。剧烈呕吐者，胃复安（甲氧氯普胺）10mg 肌肉注射。

（4）选用异丙嗪 25mg、安定 2.5mg、倍他司汀 6mg，一日 2～3 次口服，直至眩晕消失。

（二）间歇期的处理

1. 病因处理

根据病史、查体和专科（如神经耳科、内科、神经放射科、神经外科）会诊结果，病因明确者应进行手法、药物、手术病因治疗。

(1) 特殊的手法:

①耳咽管通气疗法:做 Valsava 动作(屏气动作),用于咽鼓管阻塞致鼓室负压性眩晕。

②Epley 耳石复位手法:用于良性发作性位置性眩晕。国外已经开发出耳石复位器械。

(2) 内科药物针对病因治疗:

①脱水剂:甘露醇脱水减轻内耳迷路水肿,用于梅尼埃病、莱莫瓦耶综合征等,及小脑、脑干梗死或出血。

②微循环改善药物:如倍他司汀、氟桂利嗪、二氢麦角碱等改善耳蜗血管痉挛用于梅尼埃病、内耳动脉缺血。

③抗生素:用于迷路周围炎、局限性迷路炎、弥漫性浆液性/化脓性迷路炎、小脑脑桥角脑膜炎,积极早期控制感染。

④抗病毒药物:病毒性迷路炎、前庭神经元炎。

⑤糖皮质激素:用于免疫性前庭神经元炎、脑干炎、小脑炎等。

⑥溶栓和抗栓药物:如尿激酶、低分子肝素、阿司匹林等,用于缺血性迷路卒中、小脑后下动脉闭塞、小脑梗死。

⑦神经保护剂和康复剂:维生素 B_1、B_{12}、C,ATP、辅酶 A、辅酶 Q10、胞二磷胆碱、GM-1 等。

(3) 手术针对病因治疗:

①迷路摘除术:已确诊一侧内耳迷路疾病,听力已近丧失,且经药物治疗仍长期眩晕发作,严重影响生活和工作者。

②前庭神经切断术:有上述表现,听力尚佳者。

③乳突切除术:与中耳和乳突感染相关的迷路炎。

④肿瘤切除术:脑干、小脑、小脑桥脑角、颞叶肿瘤等占位性病变。

2. 前庭康复训练

无论是外周性、中枢性还是混合性病变引起的眩晕及平衡功能障碍,凡是非进行性前庭病变而自发代偿不良的,均可把前庭康复训练作为首要治疗方法。

前庭康复训练借助前庭神经系统的可塑性以及视觉、躯体觉和本体觉功能上的相互作用,由专业人员制订计划,并反复进行头、颈、躯体的运动训练,通过训练加快前庭功能的代偿,可以缓解眩晕症状,同时帮助大脑重建良好的平衡。

(1) 前庭康复的理论基础:

①适应和习服:前庭系统在长期反复的相同刺激下反应性降低的现象。

②替代:通过视觉和本体觉系统训练来替代已丧失的前庭功能,从而提高维持机体平衡的能力。

③代偿:中枢神经系统能够对双侧不对称的前庭传入冲动产生适应。

(2) 适应证:前庭功能低下、一侧或两侧前庭功能丧失、颈性眩晕、老年人防摔倒、良性阵发性位置性眩晕、前庭和姿势控制障碍的儿童、非前庭性眩晕和平衡障碍、脑外伤后遗症、中枢性头晕(血管性或神经性)、运动病等。

(3) 非适应证:眩晕为间断发作且间隔时间少于 6~8 周,每次持续时间 >15 分钟,如梅尼埃病、外淋巴漏引起的头晕等、低血压性眩晕、药物反应(不包括耳毒性药物)、偏头痛所致眩晕、短暂性脑缺血发作。

(4) 前庭康复方法:

①一般训练:要求患者循序渐进地完成卧姿、坐姿、站姿及运动条件下各种形式的活动。

②个性化训练:注视稳定性练习、视觉跟踪练习、本体感觉依赖性练习、提高静态及动态姿势稳定性的练习等。

③主动康复法:患者在医师指导下自行、主动做类似体操的运动训练。如一直沿用至今的 Cawthorne – Cooksey 康复练习,以及太极拳等。

④手法康复法:医师采用一定手法矫治特定的眩晕病症,如治疗良性阵发性眩晕和颈性眩晕的手法。

⑤器械康复法:用专门的设备对患者实施康复训练。

(三) 眩晕的预防

(1) 加强科普宣教工作:对眩晕的预防应从妊娠妇女、胎儿和婴幼儿抓起,直至终生不懈,象保护眼睛一样保护好前庭平衡功能。

(2) 加强对眩晕致病危险因素的管理:如早期防治对内耳迷路有损伤的感染、中毒、空气震荡伤、噪音伤、医源性损伤。

五、诊治流程

建议临诊时参考以下流程,见图 15-5~8。

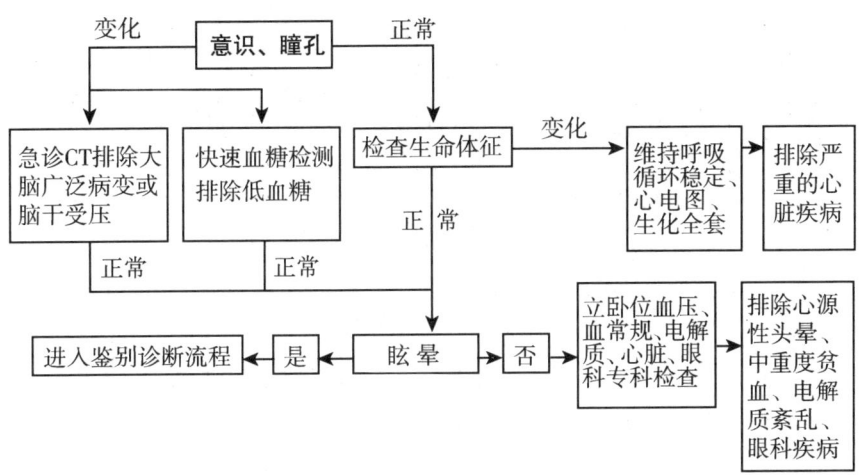

图 15-5 眩晕的急诊诊断思路

注:垂直及旋转眼震、突然出现的眼倾斜反应提示病变位于中枢的可能。

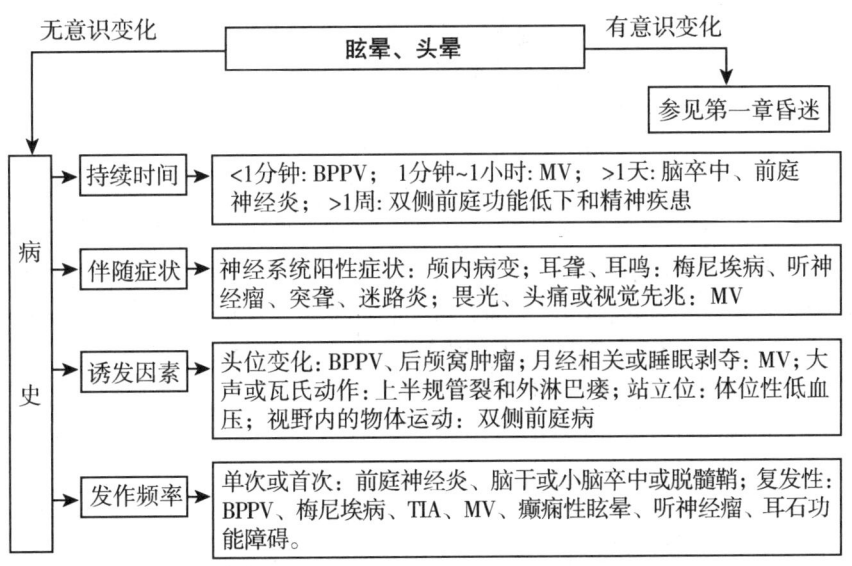

图 15-6 眩晕的鉴别诊断流程(病史询问)

注:BPPV:良性特发性位置性眩晕。MV:偏头痛性眩晕。

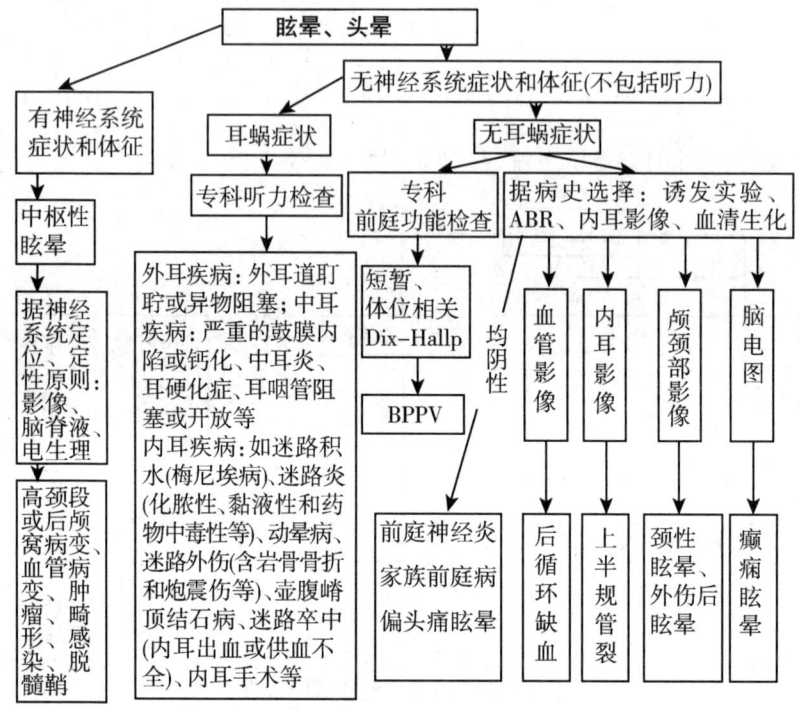

图 15-7　眩晕的鉴别诊断流程（查体及实验室检查）

注：ABR：脑干听觉诱发电位。耳蜗症状：耳鸣、耳聋、耳堵塞感。

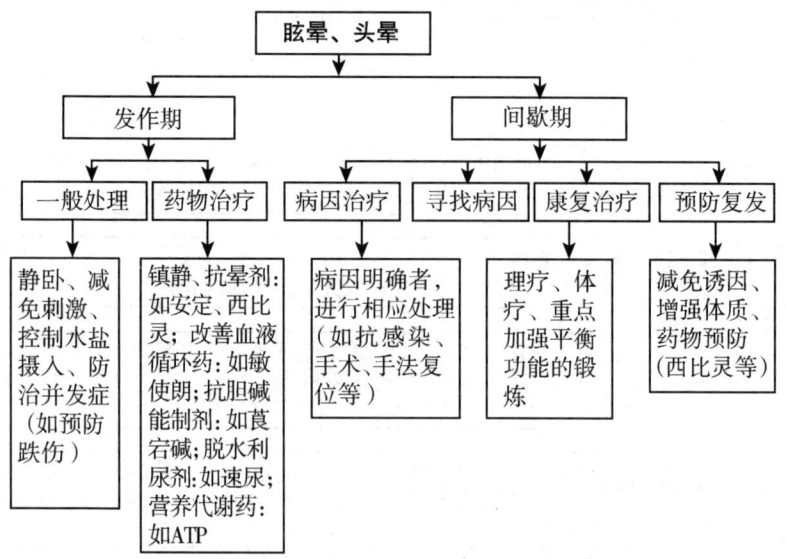

图 15-8　眩晕的治疗原则

（胡炜　罗云）

第十六章 血 尿

一、概述

(一) 概念

正常成年人24小时尿红细胞计数 $< 10^7$（Addis计数），尿液红细胞 $1\sim5$ 个/μL。当尿液红细胞计数超过以上数值时，称为血尿。既往将每高倍视野红细胞数在3个或3个以上，称血尿，现已不用。

(二) 分类

(1) 显微镜下血尿：外观与正常尿无区别，但在检查时有超过正常数量的红细胞。

(2) 肉眼血尿：1L尿液中含5ml血液（25×10^9红细胞或25000个红细胞/ml），即呈肉眼血尿。酸性尿呈褐色或红褐色，碱性尿呈鲜红色。

二、病因

真性血尿的原因可以从是否伴有其他症状进行分析。无症状的血尿应首先考虑泌尿系肿瘤的可能性；血尿伴有疼痛，尤其是伴有绞痛应考虑尿路结石；如伴有尿痛及尿流中断，应考虑膀胱结石；如伴有明显膀胱刺激症状，则以尿路感染、泌尿系结核以及膀胱肿瘤等多见，参见表16-1。此外，应结合患者病史，年龄，血尿的色泽、程度等对血尿的原因进行综合分析判断。

表 16-1　血尿原因总结表

肾小球疾病：原发性、继发性、遗传性
肾间质疾病：炎症、多囊性疾病
肾髓质疾病：乳头坏死、海绵肾、结核
凝血疾病：抗凝剂、出血性疾病
肿瘤
感染
结石
梗阻
创伤

其他：高血压、腰痛血尿综合征、家族性毛细血管扩张症、动静脉畸形、子宫内膜异位、化学性膀胱炎、泌尿道溃疡、异物、肾静脉受压、诈病

1. **肾脏及尿路疾病**

（1）炎症：急慢性肾小球肾炎、急慢性肾盂肾炎、急性膀胱炎、尿道炎、泌尿系统结核、泌尿系统真菌感染等。

（2）结石：肾盂、输尿管、膀胱、尿道等任何部位结石，当结石移动时划破尿路上皮，引起血尿并容易继发感染。大块结石可引起尿路梗阻甚至导致肾功能损害。

（3）肿瘤：泌尿系统任何部位的恶性肿瘤或邻近器官的恶性肿瘤侵犯泌尿道时均可引起血尿。

（4）外伤：暴力伤及泌尿系统。

（5）先天畸形：多囊肾，先天性肾小球基底膜超薄，肾炎，胡桃夹现象。

2. **全身性疾病**

（1）出血性疾病：血小板减少性紫癜、过敏性紫癜、血友病、白血病、恶性组织细胞病、再生障碍性贫血等。

(2) 结缔组织病：系统性红斑狼疮、皮肌炎、结节性多动脉炎、硬皮病等。

(3) 感染性疾患：钩端螺旋体病、流行性出血热、丝虫病、感染性细菌性心内膜炎、猩红热等。

(4) 心血管疾病：充血性心力衰竭、肾栓塞、肾静脉血栓形成。

(5) 内分泌代谢疾病：痛风肾、糖尿病肾病、甲状旁腺功能亢进症。

(6) 物理化学因素：食物过敏、放射线照射、药物（如磺胺、酚、汞、铅、砷中毒，大量输注甘露醇等）、中毒、剧烈运动后等。

3. 邻近器官疾病

子宫、阴道或直肠的肿瘤侵及尿路。

三、诊断流程

1. 询问病史

(1) 尿的颜色，如为红色应进一步了解是否进食引起红色尿的药品或食物，是否为女性的月经期间，以排除假性血尿。

(2) 血尿出现在尿程的哪一段，是否全程血尿，有无血块。

(3) 是否伴有全身或泌尿系统症状。

(4) 有无腰腹部新近外伤和泌尿道器械检查史。

(5) 过去是否有高血压和肾炎史。

(6) 家族中有无耳聋和肾炎史，如家族性出血性肾炎（Alport 综合征，AS）。

2. 检查血尿的定位分析

以下三种血尿，可用尿三杯试验加以区别。

(1) 初段血尿：血尿仅见于排尿的开始，病变多在尿道。

(2) 终末血尿：排尿行将结束时出现血尿，病变多在膀胱三角区、膀胱颈部或后尿道。

（3）全程血尿：血尿出现在排尿的全过程，出血部位多在膀胱、输尿管或肾脏。

3. 常规检查方法

（1）尿沉渣中管型：特别是红细胞管型，表示出血来自肾实质，主要见于肾小球肾炎。

（2）尿蛋白测定：血尿伴有较严重的蛋白尿几乎都是肾小球性血尿指征。

（3）尿中含有免疫球蛋白的颗粒管型（免疫球蛋白）：提示肾小球损伤性疾病。

（4）尿红细胞形态：用位相显微镜检查尿沉渣，是目前鉴别肾小球性或非肾小球性血尿的最常用的方法。当尿红细胞数 $>8\times10^6/L$，其中异形红细胞（环形、靶形、芽胞形等）$>30\%$，应视为肾小球性血尿。尿中尿蛋白定量 $>500mg/24h$，常提示为肾小球性血尿。如肾盂、输尿管、膀胱或尿道出血（即非肾小球性出血），其红细胞的形状、大小绝大多数是正常的，仅小部分为畸形红细胞。如为肾小球病变而致血尿，则绝大部分为畸形红细胞，占75%以上，其形态各异，大小明显差异。

红色尿不一定是血尿，需仔细鉴别。如尿呈暗红色或酱油色，不混浊无沉淀，镜检无或仅有少量红细胞，见于血红蛋白尿；棕红色或葡萄酒色，不混浊，镜检无红细胞见于卟啉尿；服用某些药物如大黄、利福平，或进食某些红色蔬菜也可排红色尿，但镜检无红细胞。

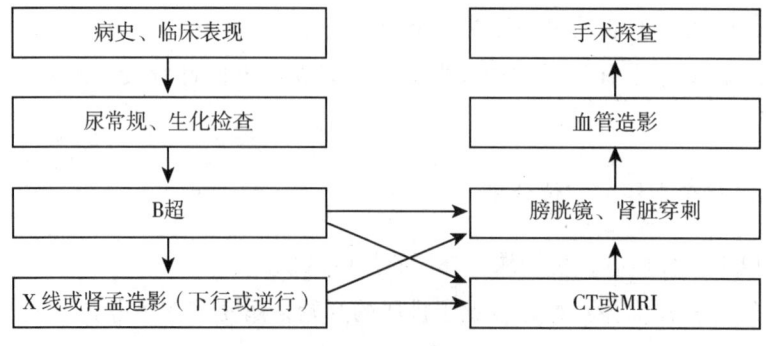

图 16-1　血尿诊断有关检查项目

4. 定位诊断

血尿的定位诊断见表 16-2。

表 16-2 血尿定位诊断

参数	肾实质	尿路
红细胞管型	+	-
尿蛋白 (2+以上)	+	-
血凝块	-	+
红细胞形态	超过80%畸形	均一型
尿三杯		
初段血尿		尿道括约肌远端
终段血尿		膀胱基底部、后尿道、前列腺或精囊出血
三杯均阳性		上尿路
逼尿动作后		膀胱三角

5. 血尿诊断流程

见图 16-3。

四、治疗

持续镜下血尿，不伴蛋白尿，无需特殊处理。血尿伴蛋白尿：ACEI（血管紧张素转换酶抑制剂）或 ARB（血管紧张素Ⅱ受体阻滞剂），雷公藤多苷片，其他免疫抑制剂。急性肉眼血尿，伴蛋白尿（急性肾炎综合征），除链球菌感染后肾炎外，一般给予免疫抑制剂；反复发作的肉眼血尿，不伴蛋白尿，一般不需特殊处理。

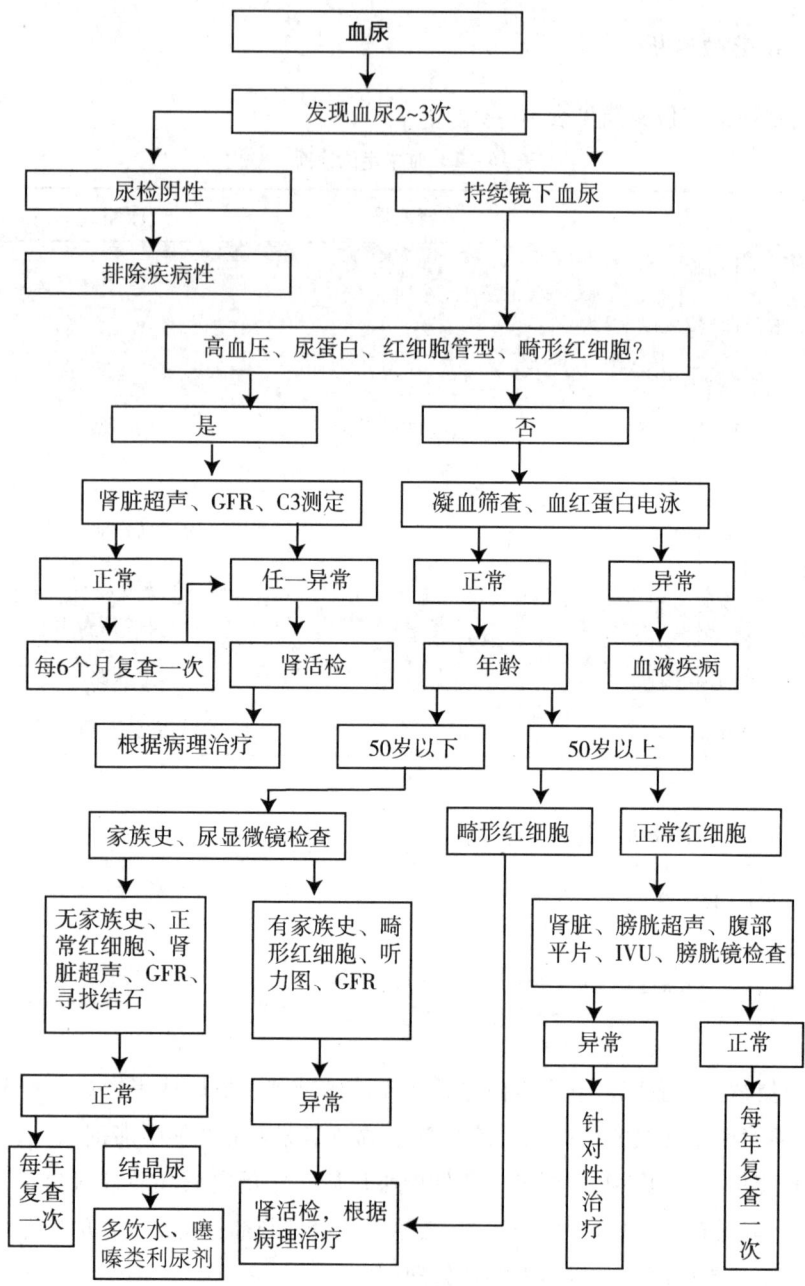

图 16-3 血尿诊断流程图

注：GFR：肾小球滤过率；C3：补体 C3；IVU：静脉尿路造影技术。

（1）卧床休息，尽量减少剧烈的活动。必要时可服用苯巴比妥、安定等镇静安眠药。

（2）大量饮水，减少尿中盐类结晶，加快药物和结石排泄。肾炎已发生浮肿者应少饮水。

（3）应用止血药物，如安络血、止血敏、维生素 K，还可合用维生素 C。

（4）慎用导致血尿的药物，尤其是患有肾脏病的患者。

（5）血尿是由泌尿系感染引起，可口服和注射抗菌药物和尿路清洁剂，如氟哌酸、呋喃嘧啶、氨苄青霉素、青霉素、甲硝唑等药。

（6）泌尿系结石常有剧烈腹痛，可口服颠茄片、山莨菪碱、阿托品等解痉止痛。

（7）血尿病因复杂，有时病情可能较严重，应尽早确诊，针对治疗。一时难以确诊需定期复查。

（吴健卫　颜小平）

参考文献

[1] 张文武. 急诊内科学, 第3版. 北京: 人民卫生出版社, 2012.

[2] Stubbs AM. Initial approach to the patient with impaired consciousness. Mo Med, 2008, 105 (3): 270-275.

[3] 国家卫生和计划生育委员会脑损伤质控评价中心. 脑死亡判定标准与技术规范（成人质控版）. 中华神经科杂志, 2013, 46 (9): 637-640.

[4] Blomstrom-Lundqvist C, Scheinman M M, Aliot E M, et al. ACC/AHA/ESC guidelines for the management of patients with supraventricular arrhythmias - executive summary. Circulation, 2003, 108 (15): 1871-1909.

[5] Anderson JL, Adams CD, Antman EM, et al. ACC/AHA - 2007 guidelines for the management of patients with unstable angina/non - ST segment elevation myocardial infarction: Executive summary and recommendations. Circulation, 2007, 116: 803-877.

[6] DENISE L. CAMPBELL - SCHERER, LEE A. GREEN. ACC/AHA Guideline Update for the Management of ST - Segment Elevation Myocardial Infarction, Am Fam Physician. 2009, 79 (12): 1080-1086.

[7] Patrick T. O'Gara, Frederick G. Kushner, Deborah D. Ascheim, et al. 2013 ACCF/AHA Guideline for the Management of ST - Elevation Myocardial Infarction: A Report of the American College of Cardiology Foundation/American Heart Association Task Force on Practice Guidelines. JACC, 2013, 61 (4): 485-510.

[8] Mark DB, Bermna DS, Budoff MJ, et al, ACCF/ACR/AHA/NASCI/SAIP/SCAI/SCCT 2010 Expert consensus document on coronary computed tomographic angiography: A report of the American college of cardiology foundation task force on expert consensus documents. JACC, 2010, 55

(23): 2663-2699.

［9］Task Force for the Diagnosis and Management of Syncope of European Society of Cardiology (ESC), European Heart Rhythm Association (EHRA), Heart Failure Association (HFA), et al. Guidelines for the diagnosis and management of syncope (version 2009). Eur Heart J, 2009, 30 (21): 2631-2671.

［10］刘文玲, 向晋涛, 胡大一, 等.《晕厥的诊断与治疗指南 (2009年版)》详解. 中国心脏起搏与心电生理杂志, 2010, 24 (1): 4-11.

［11］程中伟, 方全. 晕厥诊断和处理指南的解读. 临床药物治疗杂志, 2012, 10 (2): 46-50.

［12］万学红, 卢雪峰. 诊断学. 北京: 人民卫生出版社, 2013.

［13］葛均波, 徐永健. 内科学. 北京: 人民卫生出版社, 2013.

［14］俞森洋, 蔡柏蔷. 呼吸内科主治医师660问. 北京: 中国协和医科大学出版社, 2009.

［15］蔡柏蔷, 李龙芸. 协和呼吸病学. 北京: 中国协和医科大学出版社, 2011.

［16］陈灏珠. 实用内科学. 北京: 人民卫生出版社, 2009.

［17］吕传真, 周良辅. 实用神经病学［M］. 上海: 上海科学技术出版社, 2014: 260-265.

［18］RP Kleyweg, FGVD Meche, PI Schmitz. Interobserver agreement in the assessment of muscle strength and functional abilities in Guillain-Barré syndrome. Muscle & Nerve, 1991, 14 (11): 1103-1109.

［19］钟芳芳, 宋水江, 王黎萍, 等. ABCD和ABCD2评分预测短暂性脑缺血发作短期预后的比较. 中华老年医学杂志, 2013, 32 (10): 121-123.

［20］暴洁, 朱旭颖, 蔡定芳. 肌萎缩侧索硬化症的诊断与治疗进展. 神经病学与神经康复学杂志, 2014, 10 (4): 201-203.

［21］吴强强, 孙黎飞. 格林巴利综合征相关研究近况. 实用医药杂志, 2010, 7 (27): 651-653.

[22] 张功林, 章鸣. 急性臂丛神经炎. 中国骨伤, 2006, 9 (19): 568-569.

[23] 郑冠, 夏虹. 脊髓空洞症的发病机制及手术治疗研究进展. 中国脊柱脊髓杂志, 2015, 25 (4): 304-306.

[24] 狄勋元, 曹建中, 余艳红. 临床神经内科急诊学. 北京: 科学技术文献出版社, 2009: 38.

[25] 曲璇, David B, Hellman. 颞动脉炎. 中华老年医学杂志. 2012, 31 (5): 356-358.

[26] 张宝冬, 向宇燕. 特发性颅内压增高的诊断与治疗现状. 现代诊断与治疗, 2011, 22 (5): 285-287.

[27] 吕传真, 周良辅. 实用神经病学 [M]. 上海: 上海科学技术出版社, 2014: 255.

[28] 吕传真, 周良辅. 实用神经病学 [M]. 上海: 上海科学技术出版社, 2014: 309-311.

[29] Eugen Trinka, Hannah Cock, Dale Hesdorffer, et al. A definition and classification of status epilepticus-Report of the ILAE Task Force on Classification of Status Epilepticus. Epilepsia. 2015, 56 (10): 1515-1523.

[30] 中华医学会神经病学分会, 中华神经科杂志编辑委员会. 眩晕诊治专家共识. 中华神经科杂志, 2010, 5 (43): 369-374.

[31] Furman JM, Jacob R G. A clinical taxonomy of dizziness and anxiety in the otoneurological setting. J Anxiety Disorders, 2001, 15: 9-26.

[32] Kerber KA, Brown DL, Lisabeth LD, et al. Stroke among patients with dizziness, vertigo, and imbalance in the emergency department: a population-based study. Stroke, 2006, 37: 2484-2487.

[33] Newman-Toker DE, Camargo CA, Jr. 'Cardiogenic vertigo' true vertigo as the presenting manifestation of primary cardiac disease. Nat Clin Pract Neurol, 2006, 2: 167-172.

[34] 粟秀初, 孔繁元, 黄如训. 进一步提升眩晕、头晕和头昏诊疗工作中的理性共识. 中国神经精神疾病杂志, 2011, 37 (11): 702-704.

[35] Baire B, Dieterich M. Ocular tilt reaction: a clinical sign of cerebellar infarctions? Neurology, 2009, 72 (6): 572-573.

[36] Finke C, Plone CJ. Pearls & Oy-sters: vestibular neuritis or not? The signification of head tilt in a patient with rotary vertigo. Neurology, 2009, 72 (20): 101-102.

[37] 万学红, 卢雪峰. 诊断学. 北京: 人民卫生出版社, 2013.

图书在版编目（CIP）数据

急重症症状诊断和处理流程手册 / 周泽甫主编. --北京：华夏出版社，2017.7（2021.1重印）
ISBN 978-7-5080-9187-7

Ⅰ.①急… Ⅱ.①周… Ⅲ.①急性病－诊疗－手册 ②险症－诊疗－手册 Ⅳ.①R459.7-62

中国版本图书馆 CIP 数据核字(2017)第 095551 号

急重症症状诊断和处理流程手册

主　　编	周泽甫
责任编辑	梁学超
出版发行	华夏出版社有限公司
经　　销	新华书店
印　　刷	三河市少明印务有限公司
装　　订	三河市少明印务有限公司
版　　次	2017 年 7 月北京第 1 版 2021 年 1 月北京第 3 次印刷
开　　本	670×970　1/16
印　　张	11.25
字　　数	162 千字
定　　价	36.00 元

华夏出版社有限公司　地址：北京市东直门外香河园北里 4 号
邮编：100028　　网址：www.hxph.com.cn
电话：（010）64663331（转）
若发现本版图书有印装质量问题，请与我社营销中心联系调换。